医学教育理论与实践系列丛书

Survey Methods for Medical and Health Professions Education

A Six–Step Approach

医学教育调查研究方法

六步法

原　著　Andrew W. Phillips · Steven J. Durning · Anthony R. Artino Jr.

主　译　吴红斌

副主译　马璇璇　赵　悦

译　者　（按姓名汉语拼音排序）

陈心航（北京大学教育学院 / 全国医学教育发展

陈心仪（北京大学教育学院 / 全国医学教育发展中心）

李文卓（北京大学航天临床医学院）

陆远梅（北京大学教育学院 / 全国医学教育发展中心）

马璇璇（北京大学公共卫生学院 / 全国医学教育发展中心）

沈子曰（北京大学教育学院 / 全国医学教育发展中心）

吴红斌（北京大学医学教育研究所 / 全国医学教育发展中心）

肖瑞莲（北京大学教育学院 / 全国医学教育发展中心）

臧　悦（北京大学教育学院 / 全国医学教育发展中心）

赵　悦（北京大学教育学院）

仲彧欣（北京大学教育学院 / 全国医学教育发展中心）

周海淳（北京大学教育学院 / 全国医学教育发展中心）

北京大学医学出版社

U0197255

YIXUE JIAOYU DIAOCHA YANJIU FANGFA：LIUBUFA

图书在版编目（CIP）数据

医学教育调查研究方法：六步法 /（美）安德鲁·菲利普斯（Andrew W. Phillips），（美）史蒂文·德宁（Steven J. Durning），（美）安东尼·阿蒂诺（Anthony R. Artino Jr.）原著；吴红斌主译. —北京：北京大学医学出版社，2023.6
书名原文：Survey Methods for Medical and Health Professions Education：A Six-Step Approach
ISBN 978-7-5659-2887-1

Ⅰ.①医… Ⅱ.①安… ②史… ③安… ④吴… Ⅲ.①医学教育－研究方法 Ⅳ.① R-4

中国国家版本馆 CIP 数据核字（2023）第 059183 号

北京市版权局著作权合同登记号：图字：01-2023-1338

Elsevier (Singapore) Pte Ltd.
3 Killiney Road, #08-01 Winsland House I, Singapore 239519
Tel: (65) 6349-0200; Fax: (65) 6733-1817

Survey Methods for Medical and Health Professions Education: A Six-Step Approach
Copyright © 2022 by Elsevier, Inc. All rights reserved.
ISBN-13: 978-0-323-69591-6

This translation of Survey Methods for Medical and Health Professions Education: A Six-Step Approach by Andrew W. Phillips, Steven J. Durning and Anthony R. Artino Jr. was undertaken by Peking University Medical Press and is published by arrangement with Elsevier (Singapore) Pte Ltd.
Survey Methods for Medical and Health Professions Education: A Six-Step Approach by Andrew W. Phillips, Steven J. Durning and Anthony R. Artino Jr. 由北京大学医学出版社进行翻译，并根据北京大学医学出版社与爱思唯尔（新加坡）私人有限公司的协议约定出版。
《医学教育调查研究方法：六步法》（吴红斌　主译）
ISBN: 978-7-5659-2887-1
Copyright © 2023 by Elsevier (Singapore) Pte Ltd. and Peking University Medical Press.
All rights reserved. No part of this publication may be reproduced or transmitted in any form or by any means, electronic or mechanical, including photocopying, recording, or any information storage and retrieval system, without permission in writing from Elsevier (Singapore) Pte Ltd. and Peking University Medical Press.

医学教育调查研究方法：六步法

主　　译：吴红斌
出版发行：北京大学医学出版社
地　　址：（100191）北京市海淀区学院路 38 号　北京大学医学部院内
电　　话：发行部 010-82802230；图书邮购 010-82802495
网　　址：http://www.pumpress.com.cn
E-mail：booksale@bjmu.edu.cn
印　　刷：中煤（北京）印务有限公司
经　　销：新华书店
责任编辑：赵　欣　　责任校对：靳新强　　责任印制：李　啸
开　　本：787 mm×1092 mm　1/16　印张：8.25　字数：210 千字
版　　次：2023 年 6 月第 1 版　2023 年 6 月第 1 次印刷
书　　号：ISBN 978-7-5659-2887-1
定　　价：50.00 元
版权所有，违者必究
（凡属质量问题请与本社发行部联系退换）

步骤	具体操作
第一步：评价需求	确认调查是可取的方法 搜集背景信息和已有的调查 确定最佳调查方法： 调查问卷 访谈 焦点小组 缩小主题范围
第二步：构建调查	编制问卷题项、访谈或焦点小组访谈提纲
第三步：建立证据	收集信度和效度证据
第四步：实施调查	确定调查需要采用的最佳平台（如在线平台） 调整调查发放的方式以保证应答率
第五步：数据分析	分析各个题项和量表 估计无应答偏倚
第六步：报告指南	描述调查设计和开展过程 遵照报告指南的要求呈现定量和定性结果

献给我的父亲 Joe——我的第一位编辑，他在成稿期间不断为我提出许多宝贵的修改意见。献给我的母亲 Christina，她给我源源不竭的支持。献给我的妻子 Cara、我的孩子 Luke 和 Sophia，他们在我编写此书的过程中付出了很多。献给 Christopher Straus 博士、Barrett Fromme 博士、Sandy Smith 博士、Gus Garmel 博士、Vineet Arora 和 Shalini Reddy 博士，他们是我在医学教育这一意义非凡的事业中的第一批导师。

——Andrew W. Phillips，MD，MEd

献给我的妻子 Kristen 和儿子们，是他们给予我持续不断的爱和支持。献给广大的医学生、住院医师、我的同伴以及患者们，是他们使医学教育获得了其应有的地位。

——Steven J. Durning，MD，PhD

献给了不起的、全力支持我的家人——Teri、Isabella、Tre、Jack 和 Aiden，你们是我的挚爱和我生命的全部，是你们的鼓励和无条件的爱滋养着我、维系着我。献给我在健康科学统一服务大学（Uniformed Services University of the Health Sciences，USU）的同事们，我所有关于医学教育的知识，几乎都来自于学校的杰出领导者和学者们。谢谢你们。最后，献给我在乔治·华盛顿大学医学院的新同事们，希望今后我们可以有更多的学术研究成果。未来可期！

——Anthony R. Artino，Jr.，PhD

原书著者

Anthony R. Artino, Jr., PhD
Professor, George Washington University
    School of Medicine and Health Sciences
Washington, DC

Anna T. Cianciolo, PhD
Associate Professor, Department of Medical
    Education
Southern Illinois University School of
    Medicine
Springfield, Illinois

Jennifer A. Cleland, PhD
Professor of Medical Education Research
Vice-Dean of Education
Lee Kong Chian School of Medicine, Nayang
    Technological University Singapore

David A. Cook, MD, MHPE
Professor of Medicine and Medical
    Education
Mayo Clinic College of Medicine and
    Science
Director of Education Science
Office of Applied Scholarship and Education
    Science
Research Chair
Mayo Rochester Simulation Center
Rochester, Minnesota

Erik W. Driessen, PhD
Professor
Faculty of Health, Medicine, and Life sciences
School of Health Professions Education
Maastricht University
The Netherlands

Steven J. Durning, MD, PhD
Professor and Vice Chair of Medicine
Uniformed Services University
Director, Center for Health Professions
    Education
Bethesda, Maryland

Jeffrey LaRochelle, MD, MPH
Professor of Medicine
Assistant Dean of Medical Education
University of Central Florida College of
    Medicine
Orlando, Florida

Brian E. Mavis, PhD
Professor
Office of Medical Education Research and
    Development
Michigan State University College of Human
    Medicine
East Lansing, Michigan

Andrew W. Phillips, MD, MEd
Adjunct Assistant Professor
Uniformed Services University
Founder, EM Coach
Bethesda, Maryland

Amudha Poobalan, MBBS, PhD
Senior Lecturer in Public Health
School of Medicine,
Medical Sciences and Nutrition
University of Aberdeen
Aberdeen, United Kingdom

David P. Sklar, MD
Professor
College of Health Solutions
Arizona State University
Tempe, Arizona

主译前言

医疗卫生健康事业的高质量发展，医学教育是源头，医学教育学术研究是支撑。近年来，医学教育学术研究在我国得到蓬勃发展。国内医学教育工作者越来越认识到医学教育学术研究的重要性和必要性。但是，绝大多数国内医学教育工作者对于如何开展高质量的医学教育学术研究却较为困惑，也缺乏可参考的指南或教科书。医学教育学术研究不同于医学基础研究或临床研究，具有很强的社会属性和人文属性。国际医学教育领域的学者更多地采用跨学科的研究方法，其中，社会科学研究方法得到广泛运用。

调查研究方法（survey method）是社会科学研究中的常用方法之一，也是医学教育领域运用得相对最为普遍的研究方法之一。国内针对社会科学研究方法或调查研究方法已经有大量的著作（包括许多经典的译著），但是这些著作在医学教育领域却未能得到很好的运用。这其中一个关键就是这些著作缺乏针对性，对于医学教育工作者也相对较为晦涩。《医学教育调查研究方法：六步法》由专门或主要从事医学教育学术研究的多位学者联合撰写，他们中的多数获得医学博士学位（M.D），具有丰富的医学教育学术研究经验。本书秉承通俗易懂、简洁明了的原则，从调查研究的六个基本步骤系统论述了医学教育中的调查研究方法，不仅具有全面性和前沿性等特点，还具有很强的操作性和实用性。对于本书的适用性，知名医学教育学者荷兰马斯特里赫特大学 Cees van der Vleuten 教授在原著序中专门提到，本书适用于任何想在医学教育领域开展调查研究的研究人员——无论是年轻学者，还是想在自己的调查研究中参考前沿方法的资深学者。作为医学教育工作者，如果你有意向采用调查研究方法开展研究，本书可以说是必读书目。

《医学教育调查研究方法：六步法》是全国医学教育发展中心和北京大学医学出版社推出的《医学教育理论与实践系列丛书》之一。感兴趣的读者可结合该套丛书的其他译著来共同阅读，以加深对医学教育学术研究和医学教育实践的理解，掌握前沿的医学教育理念和医学教育研究方法。尤其是读者可进一步阅读《医学教育研究概论》，以形成对医学教育学术研究的全面认识。

作为专职从事医学教育学术研究的教师，我非常荣幸在主译《医学教师必备技能——医学教与学导论（第 3 版）》之后，再次担任本书的主译。对此，我非常感谢北京大学医学出版社对我的信任。本书的翻译对于我，以及我带领的北京大学医学教育学术研究团队都是一个很好的学习过程。本书的初译主要由我指导的医学教育研究生完成，马璇璇和赵悦两位博士研究生完成了第一轮审校，我对全书进行了通读与进一步审校。

本书的出版得到了北京大学医学出版社的大力支持，在此深表感谢！这是我第六次与北京大学医学出版社合作翻译国外医学教育著作，出版社医学教育部主任赵欣副编审的专业学识和严谨认真的态度让我钦佩。期待更多的医学教育工作者加入到医学教育学术研究队伍当中，共同搭建我国医学教育学术共同体，促进新发展阶段我国医学教育的高质量发展！

最后，由于译者（同时也是持续的学习者）水平有限，翻译中难免有疏漏或不足，敬请读者批评指正。

吴红斌

wuhongbin@pku.edu.cn

2023 年 3 月

　　医学教育领域的独特之处在于学者们会使用跨学科的方法进行研究。基于这种情况，医学教育领域也融入了社会科学的相关方法。本书主要介绍一种在医学教育研究中非常普遍的方法——调查研究。尽管调查研究看起来是一种相对比较直接的研究和评价方法，但在使用时仍有许多需要考虑之处。本书的作者皆来自医学领域，他们熟知本书的受众，并且能够完美地解释调查研究可能涉及的所有方法论。因此，本书秉持通俗易懂的原则，系统地概述了调查研究法中的注意要点。

　　作者们依据调查研究的设计、实施、分析和报告四个环节的顺序安排本书的章节。在解释每一个步骤时都会介绍其在相关社会科学文献中的背景，每个章节中所使用的语言都非常容易理解。同时，本书提供实际操作层面的建议，读者可以据此做出明智且目标明确的决定。鉴于本书的全体作者和编辑皆为经验丰富的研究人员，因此除了提供科学信息之外，每一章节还设有"经验之声"模块，从而使内容更加充实，在这一模块中作者们将分享自己在开展调查研究过程中积累的宝贵经验与智慧。上述所有内容将会对调查研究形成一个非常全面、易于理解和实用的概述。本书适用于任何想在医学教育领域开展调查研究的研究人员——无论是年轻学者，还是想在自己的调查研究中参考前沿方法的资深学者。可以说，这本书是任何从事医学教育调查研究人员的必读书目。

Cees van der Vleuten，PhD

荷兰马斯特里赫特大学教育学教授

目录

引言

Andrew W. Phillips，MD，MEd ■ Steven J. Durning，MD，PhD ■
Anthony R. Artino，Jr.，PhD

医学教育（health professions education，HPE）包括对临床医生、口腔医生、护士、职业理疗师等专业人才的教育，调查（surveys）在该领域非常常见。调查可以用于评测学员对教师和课程的看法，评价学员在临床任务中的表现，测量研究人员的态度、价值观、信念与行为等。一篇关于医学教育研究中所使用的调查的文章显示，超过 50% 的原创型研究论文采用调查作为研究方法的一部分[1]。尽管它应用如此广泛，但许多医学教育调查的构建和实践还存在不足。后续研究发现，在纳入分析的调查中，95% 的调查都至少包含一次违反最佳设计操作的情况[2]。

基于此，本书的目的有两大方面：①提供必要的基本理论和方法论理念，以促进高质量的调查研究；②起到调查指南和专家建议的参考作用，以确保使用的研究方法能够经得起严格的同行评审。这本书的特点在于它强调医疗卫生人员是其独特的受众，提供的方法非常简洁、实用。本书用大量篇幅提供简洁明了的例子来说明一些关键点，但也会列举一些现实情况中更为复杂和困难的调查研究案例，也会一并呈现一些由处理过类似情况的专家提出的解决方案。

本书主要为医学教育界初出茅庐的教育者或研究者而撰写，如那些正在攻读更高学位（医学教育硕士、教育学硕士或医学教育博士等）的人，他们需要一本能够对调查研究方法论作出简练解释的参考书。同时，书中特别设置总结部分和条目对照表（checklist），使许多经验丰富的学者优先选择本书作为指导研究的参考资料。他们使用这些材料，以确保在设计研究和实施调查时能考虑到所有细节。鉴于此，整本书中使用"调查设计者"这一通用术语，教育工作者和研究人员都是本书的受众。

对一些统计学概念（例如 t 检验、卡方检验、正态分布等）有基本的理解可以帮助读者更好地应用书中提供的理论和建议，但这并非必需。建议读者可以阅读几本入门级统计学书籍，例如 Norman、Streiner 撰写的《生物统计学：基本要点》（*Biostatistics：The Bare Essentials*），Hinkle、Wiersma 和 Jurs 撰写的《行为科学应用统计》(*Applied Statistics for the Behavioral Sciences*)，Field 撰写的《运用 IBM SPSS 发现统计学》(*Discovering Statistics Using IBM SPSS Statistics*)(适用于那些想同时学习数据分析和编程的人)。

调查：一种心理测量工具

许多数据收集方法都被通俗地称为"调查"。然而，考虑到本书的目的，我们将**调查**广泛定义为任何包含预先指定的问题（或题项）、旨在抽样和收集某一群体某些方面统计信息的工具[3-4]。我们将**问卷调查**定义为一种自填式调查，与调查方式无关。对于这种自填式调查问卷，填答者在完成调查时，调查人员不得直接参与。

设计得当的调查是一种可靠的心理测量工具，可以实现其预期目的，具备信度和效度。在适用的情况下，调查结果具有与任何来自其他评价或测试的数据同等的效力，可以被用来描述**抽样框**（接受调查的样本人群）内的任何人。

本书概览

这本书提供了设计调查的便捷式六步法。

第一步：评价需求（needs assessment） 是最重要的步骤之一。下一章提供了相关资料以确定一项调查是否采用了正确的方法，推荐可以查找先前已有调查工具的准确之处，并解释若需要创建一个新调查工具，编制可靠的调查问题时如何获取必要的背景信息。

第二步：构建调查（survey construction） 主要使用来自认知心理学和民意调查领域相关文献的理论证据，目的是帮助撰写表意清晰、更易于让人有相同理解的问题，这样更有可能通过效度测试。相应章还提供了编写题项（调查问题）最佳做法的基本原理。

第三步：建立证据（establishing evidence） 详述了评价调查结果有效性和可靠性证据的步骤，提供充足的理论以帮助理解。相应章还介绍了关于信效度的几种思想流派。

第四步：实施调查（survey delivery） 介绍了如何提高填答率，并就哪些技术最有效和最节约成本提出建议。

第五步：数据分析（data analysis） 介绍了如何分析调查数据，并在整个调查工具和特定抽样框架的背景下解释调查结果。相应章还提供了相对直接但经得起推敲的方法来评估无应答偏倚。

第六步：报告指南（reporting guidelines） 详细说明了如何展示调查结果，并强调要以有意义的方式报告个别调查问题（题项）和整个调查的结果，而不是简单地重复量表中的数字。相应章提倡作者们使用图表呈现调查结果，并以引人入胜和有说服力的故事形式描述做了什么和发生了什么。

如何使用本书

我们建议读者首先阅读上述六个步骤。请特别注意各章的顺序，以及与实际实施调查相比，设计调查要付出更多的时间。这种不平衡的时间分配是有意为之，关于这一问题的讨论将贯穿整本书，所以请从头至尾阅读本书。当读者对书中的概念越来越熟悉时，我们推荐阅读汲取了作者们实用智慧箴言的"经验之声"模块。在此基础上，我们鼓励读者在每次开展调查时，定期回顾这六个步骤及每章后附的相关条目对照表。

示范案例

本书采用一个贯穿全文的例子来解释六步法中的每一个步骤，使叙述的衔接更为紧凑，从而促进理解。建议读者们时常回顾这个例子以获得更多的细节。

我们正在研究资源对医学院校所有学生滥用物质（substance abuse）行为的影响，抽样框仅包含有滥用物质记录的医学生。我们通过电子邮件和纸质的方式向医学院办公室的学生邮箱中发送定制问卷，以征求学生们的填答。初始信息参见表1。

表 1 ■ 案例摘要

班级特征	总计（$N = 400$）
男性（%）	200（50%）
平均年龄	23 岁
因滥用物质而导致留校察看	20（5%）

结语

感谢众多作者为完成这本书所做出的巨大努力。同样希望未来可以感谢作为读者的你，期望你将为医学教育和研究做出贡献。你们所做的意义非凡，也希望这本书会成为帮助你们推进医学教育领域发展的有用工具。

参考文献

1. Phillips AW, Friedman BT, Utrankar A, Ta AQ, Reddy ST, Durning SJ. Surveys of health professions trainees: prevalence, response rates, and predictive factors to guide researchers. *Acad Med*. 2017;92(2):222–228. doi:10.1097/ACM. 0000000000001334.
2. Artino Jr AR, Phillips AW, Utrankar A, Ta AQ, Durning SJ. The questions shape the answers: assessing the quality of published survey instruments in health professions education. *Acad Med*. 2018;93:456–463.
3. Fowler FJ. *Survey Research Methods*. 5 ed. SAGE Publications; 2013. [eBook].
4. American Association for Public Opinion Research. Standard definitions: final dispositions of case codes and outcome rates for surveys. https://www.aapor.org/AAPOR_Main/media/publications/Standard-Definitions20169theditionfinal.pdf. Accessed November 25, 2020.

评价需求

Jennifer A. Cleland，PhD ■ Amudha Poobalan，MBBS，PhD ■
Steven J. Durning，MD，PhD

本章目录

对高质量调查研究的需求是本书出版的关键原因之一，而高质量研究的设计过程是复杂的。调查研究的第一步是评价需求，可以说这是最重要的步骤之一。Gillham（2000）指出："问卷调查法之所以受欢迎，是因为它们为研究方法提供了一种'快速解决方案'，但尚未有一种方法被如此滥用"[1]。

所以我们首先探讨一些必要的准备步骤，从"调查"的定义开始，到何时、为何使用调查，以及如何草拟调查目标。其次，我们将讨论收集支持信息，包括检索文献和评价利益相关者。最后，我们会涉及实施调查的方法和数据分析等步骤。在设计一个调查的过程中，最初所做的决策会与这些步骤有关。本章还包括一些整合各种信息来源渠道［例如文献检索、传闻证据（anecdotal evidence）、焦点小组访谈］的小技巧。

定义

"调查研究方法"这一词语的含义是什么？调查研究方法可以被定义为"从样本对

某些问题的回答中收集信息"[2]。基于编写本书的目的（如引言所述），调查可以广义地定义为：任何包含预先指定的问题（或题项）、旨在抽样和收集某一群体某些方面统计信息的工具[3]。问卷调查是一种自填式调查，与调查方式无关。

许多关于调查研究设计的文章都是基于客观性的实证主义（科学）范式和"一个真理"[4]。但是，通过调查题项收集的数据通常是关于态度、信仰、看法等难以观测的构念（construct）[5]。这类调查研究可以被划分为描述性研究。例如，医学生怎样评价自己操作某项手术时的信心；住院医师如何评价自己的学习经历和带教老师；哪些因素对医学生的职业决策很重要。在所有案例中，调查研究都可以基于受访者的视角提供某一时间节点的"快照"[4]。调查研究还可以用于探索某一重要问题的特定方面或寻求解释，也可以为检验假设提供数据。

何时以及为何使用调查研究

调查研究也许最适合用于研究人类现象：那些诸如态度、信仰和看法等不可观测和记录的构念[6]。当可以直接观察或通过现有资料获得数据时，通常不需要调查研究。例如对于日常活动（例如锻炼时间），活动监测器记录的时间要远比自我报告准确。同样，在评价学生时，使用数据库中收录的数据很可能比要求学生自己报告成绩更为可靠。此外，在大多数情况下，使用调查的最佳时间节点应该是在充分理解调查核心（主题或领域），且能够设计出全面的调查问题及其回答选项的时候[7]。如果没有达到这种程度，那么研究应该从一些探索性工作开始，收集有关该主题的信息（例如影响医学职业偏好的因素），然后再创建一份问卷来调查相关群体（例如医学生）。

接下来，如果主要的研究问题值得使用调查研究来解决，那么很可能已经有类似的（可能不是完全相同的）问题已经被人调查过。因此，如果已经存在一项能够契合研究者的目的和需求的调查，并且这项调查已经发展得很完善，拥有足够的效度证据，可以在群体中使用，那么这时切勿再创建一项全新的调查。这一点将在本书中反复进行更为深入的讨论。本章是假设在经过检索后，没能找到合适的、预先存在的调查工具，所以值得去设计和开发一个新的工具。之后，本章和全书都会介绍为研究设计提供信息和开发新调查工具的步骤和具体细节。

草拟调查目标

开展调查研究的第一步是将一个感兴趣的问题（想法）转变为调查目标。为实现目标，就需要了解所感兴趣的领域有哪些已知的概念等相关信息。要想做到这一点，最好的方法是从广泛的文献和有关人士那里收集信息。

调查目标为研究问题提供信息，并指导其余的方法部分。调查目标很宽泛，例如"医学生滥用药物现象"；而研究问题则比较具体，例如"为有过药物滥用记录的医学生提供咨询是否有积极作用？"一些用于指导提出研究问题的工具对于拟定调查目标也很有用［例如 FINER（**f**easible，**i**nteresting，**n**ovel，**e**thical，**r**elevant），即可行性、有趣性、新颖性、伦理性和相关性］。

经验之声

调查目标几乎永远无法仅通过一个调查问题来解决；从另一方面来说，大多数情况下，调查会涉及不同主题的各种问题。恰当地解决一个目标，就需要不同的问题予以支持，并且这些问题之间还要进行很好的整合。所以要限制调查目标的数量以保证能彻底地解决它们。

收集支持信息

为开展调查（即在撰写单个量表题项之前）提供指导，收集准备信息的主要方法是：①进行文献综述，评价现有研究中的证据以及已有的调查是否可能为开发新调查工具提供信息支持；②收集利益相关方提供的信息，包括该领域专家的意见和样本来源群体的意见。稍后我们会介绍这些方法（表2）。通过收集这些准备信息，研究者会

表 2 ■ 调查构建中提供信息的潜在来源

信息来源渠道	说明
文献综述	阅览文献，从相似的研究中获取涉及有关主题的想法；使用医学类数据库和教育类数据库；如果医学教育领域的文献能提供的信息微乎其微，那么再看看其他专业教育和社会科学领域的文献
已有数据	已有数据可以为相关主题提供信息，因此值得考虑。数据可以是定性的（例如半结构化访谈和焦点小组），甚至可以是委员会会议的传闻证据。数据也可以是定量的，例如一段时间内的评价模式、临床轮转的反馈分数等
执业医师的经历	个人和同事的经历结合非正式的观察，可以为问题内容提供一些启示
定性数据的收集	个人访谈和焦点小组
共识决策程序	由会议和讨论得到的定性数据（如个人访谈和焦点小组）可以为正式的共识决策程序（即德尔菲方法）提供信息。这种方法鼓励一组专家列举各种可能的主题/问题，然后逐步调整这些内容，直至产生一个最终的综合列表。专家们可以以小组的形式开会，但更为常见的做法是以书面形式（通常是电子邮件）进行。这种程度的预先计划，只有在调查是研究目的时才有必要 执行德尔菲共识决策程序的基本步骤如下[8]： ● 编制一份与研究问题相关的问题或陈述清单，将其提交给一组专家，并请他们就相关性、适用性等方面做出回应 ● 形成小组回复：整理个人回复，将其分类，可能需要注意针对不同主题、意见的数量或程度有所不同 ● 将小组回复反馈给个人并征求评论。在这一阶段，个人需要说明自己对小组回复的接受程度。是否存在分歧，以及这些分歧是重要的还是次要的？ ● 必要时重复这个环节，直到在某一时刻达成最大程度的共识；一次或两次循环应该足够了

对调查主题所在领域的知识现状拥有更加细致的理解，进一步精炼并缩小感兴趣的领域和潜在抽样框（抽样对象），并在更广泛的背景下阐明调查目标。

收集这些背景资料非常重要。在没有参照先前类似研究工作，或没有利益相关方提供信息的情况下，构建的新工具可能会使调查完全脱离实际。这是因为作为社会科学研究工具，调查结果完全取决于调查情境，即取决于参与者、环境、更广泛的背景和其他外部影响。

开发一项新调查的过程是循环往复的。随着时间的推移，从文献和关键利益相关方那里收集的额外信息可以不断完善一个零散的想法或目标。有时，一旦人们对自己感兴趣的领域有了更深的了解，早期的想法和目标就会发生巨大的变化——这种预料之中的情况经常存在。不过，最关键的任务还是在收集背景信息时牢记调查的主要（和次要）目标。

收集支持信息：评价相关文献

文献综述的目的

文献综述有三个主要目的：①清晰界定调查的重点；②将调查工作置于本领域相关的理论和研究中（以填补知识空白）；③确认已有的调查工具中，是否已存在可用于或调整后适用于当前调查目的的工具[9]（见章末附加信息）。

厘清现有的知识基础必不可少，因为它可以使研究者知道哪些重要的问题值得提出。例如在**本书引言**中列举的物质滥用案例，如果先前研究发现年龄与物质滥用之间存在关联，那么在实例调查中，就应当收集参与者的年龄信息。现有的知识也有助于确定感兴趣的构念①（constructs of interest）。例如，"物质滥用"有许多非专业定义，但有正式的构念。即便是在不打算发表的调查中，也应使用这些（正式的）构念。

在此阶段，识别调查目标与抽样框之间的知识空白（knowledge gaps）也很重要。例如，以前可能有关于其他国家/地区的初级和高级实习医学生物质滥用的文献，但没有医学院（本书以虚构的学术中心为例）所在地区的文献。这时知识空白就是指地理位置。

第三个主要目标是识别是否存在合适的调查工具，可以直接或调整后用于本调查，这样就不用再从头开始设计一个新的调查工具了。使用现有的工具可以节省时间和资金，如果研究结果发表，还可以用于比较不同的研究发现。然而，如果调查设计者决定不使用现有的、受到广泛认可的工具，则有必要证明这一决定是合理的。已有的工具可能确实不适合既定的目标，但不使用已有工具就像开发一个新工具一样，都需要进行说明和论证。不过，有一点需要保持谨慎，许多已发表的调查工具仅有微弱的信

---

① 构念，心理专业名词，是指美国心理学家乔治·凯利将个人在其生活中经由对环境中人、事、物的认识、期望、评价、思维所形成的观念。——译者注

效度证据或者根本没有证据[10]。因此，应注意已有调查工具是否检验了信效度、其信效度是如何收集的，以及它们的预期用途是什么（**第三步：建立证据**）。

互联网使我们越来越容易获得信息资源，但有时这也成为了一种阻碍，因为研究者不得不过滤掉一些不相关或者低质量的文献。工欲善其事，必先利其器，因此花时间提高在线检索技能是很值得的。研究者所在的医学院 / 大学图书馆服务能够为调查设计者提供支持，但这类资源往往未得到充分使用。此外，许多在线数据库也针对文献检索和文献评估提供了方法指导。知识点 1 提供了如何系统评述文献的指导，包括从确定研究问题到整合证据的全过程。

做文献综述时，应保持开放的心态，同时要有系统的规划（注意方法性、有序性、条理性和批判性）（知识点 1）。研究者想要找到相关文献，选择合适的文献数据库也至关重要。尽管有一些专门收录医学领域文献的数据库，但也存在其他侧重于心理、社会、教育和经济等领域的文献数据库，这里仅列举几例（表 3）。综述时也应该检索

知识点 1 ■ **成功的文献检索的系统步骤**

关键点	示例
文献检索步骤 1：用自己的话描述研究问题	
使问题尽可能具体	"哪些因素影响医学生的专业选择？"
文献检索步骤 2：定义术语和概念	
将问题拆解为关键字、短语、同义词和其他可替代的表述 使用 "$" 或 "*" 等截词符号。	"specialty choice" 或 "career choice" "medic*" 或 "medic$"（检索 "medic" "medicine" "medical education" 等）
文献检索步骤 3：使用布尔运算符	
使用 OR、AND 和 NOT	medic$ OR healthcare OR nursing medic$ AND student medic$ NOT UK
文献检索步骤 4：限定检索条件	
语言	英语和法语
出版物类型	期刊文章
研究类型	随机对照实验
发表年份	2010 年至今
教育阶段	医学生
国家 / 地区	英国
文献检索步骤 5：选择合适的文献数据库	
文献数据库因时间跨度和主题而异	有关数据库示例和详细信息参见表 3
文献检索步骤 6：开始检索	
记录检索的字段和结果	使用 PubMed 的 "保存搜索" 功能 制作一个电子表格

表 3 ■ 医学教育研究中的常用数据库

文献数据库	索引范围	优势和劣势
Medline	由美国国家医学图书馆编录；它侧重于生命科学和生物医学领域的文献	Medline 的文献索引可以追溯到 1946 年，收录 5500 多种国际期刊，但更关注美国的生物医学文献和引文
EMBASE（荷兰医学文摘数据库）	涵盖生物医学和药学领域文献，包括药物研究、药理学、毒理学、药物依赖性等	收录相当多的欧洲地区文献；文献索引超过 3500 种国际期刊，并具有高级检索（敏感搜索）功能
CINAHL（护理学和医疗保健文献数据库）	这个数据库对于诸如护理学、补充和替代医疗、消费者健康、作业疗法、营养学和饮食学等医疗卫生类学科来说是不错的资源	由美国国家护理联盟和美国护理协会编录；文献索引从 1982 年开始
Cochrane Library	拥有干预领域质量相当高的文献；其索引的干预类文献涉及公共卫生、健康促进、外科学、心理学、药理学和医疗卫生服务供给等方面	除前述内容外，还包括诊断性测试
ASSIA（应用社会科学索引及文摘数据库）	收录医疗卫生领域文献，也有关于经济、政治、种族关系和教育等主题的文献	获取社会科学和医疗卫生领域文献的优质渠道
HMIC（卫生管理信息合辑）	收录卫生管理及政策等方面的文献	由英国卫生部信息服务处编录；是非常适用于医疗卫生管理者及行政人员的数据库；该数据库收录的文献主要来自英国
AMED（辅助医学与替代医学数据库）	主要关注辅助医学、物理治疗、作业疗法、康复、足部医疗和缓和治疗	文献索引只能回溯到 1985 年；仅记录文献的基本信息，且文献主要来自欧洲
ERIC（教育资源信息中心）	关注教育领域文献（不局限于医学教育）	由美国教育科学研究院编录；在线数据库；收录的文献可以回溯到 1966 年；但并非所有文献都经过同行评审
PsychINFO	收录大量的心理学文献	尤其适用于有关教育心理学和学习理论的研究；文献索引可回溯至 19 世纪
Web of Science	整合不同类型的子数据库，内容涵盖多个学科领域	内容涵盖自然科学、艺术、社会科学、医学等领域；文献索引最早可以回溯至 20 世纪
Sociological Abstracts	关注全球范围内的社会学和行为科学研究	为社会工作和社会服务研究提供良好的文献来源；合理地收录全球范围内具有代表性的文献

注：除 Medline 数据库外，所有以上列举的数据库都需要订阅才能访问内容。学术中心通常都会至少订阅上述数据库中的部分数据库。

和查阅这些数据库，特别是当测量的构念很有可能也是其他领域研究的主题时（如信心、动机和学习策略）。

辨识先前的调查工具

文献检索的一个主要目标就是寻找合适的已有调查工具（表4）。寻找的结果将决定调查设计者下一步应该做什么。根据以往经验，有三种可能的结果，每种结果各有利弊。

表 4 ■ 调查和心理测量工具数据库

数据库	说明	链接
American Psychological Association（美国心理学会）	包含数千种认知心理学工具的商业在线数据库未出版的商业书籍（多卷），文献主要集中在认知心理学工具方面（示例链接为第 1 ～ 3 卷）	https://www.apa.org/pubs/ https://www.apa.org/pubs/books/4316670
Centers for Disease Control and Prevention（美国疾病控制和预防中心）	包含各种健康相关项目的免费数据库	https://wwwn.cdc.gov/QBANK/
Buros Center for Testing（布罗斯测试中心）	许多领域工具的商业数据库	https://buros.org/mental-measurements-yearbook
EBSCO（Elton B. Stephens 公司）	卫生和社会科学工具的商业数据库	https://www.ebsco.com/products/research-databases/health-and-psychosocial-instruments-hapi

1）一个理想型工具

如果通过文献检索能够找到一个非常理想的现成调查工具，那么就使用它。请注意，某些调查工具拥有所有权，受版权保护，因此可能需要注册或缴纳使用费（如工作倦怠量表）。即使许多调查工具可以免费使用，仍应征求原作者的许可。一种做法是在论文中找到作者的电子邮件地址，或在网上搜索该作者，然后向他发送一封简单的电子邮件请求许可，保证自己会适当地引用原始研究。根据我们的经验，与作者联系后，如果简单介绍自己将要做的研究，请求作者许可并保证会引用他们的原始调查研究，大多数作者都会感到高兴。

2）"接近但不完全合适"的调查工具

在很多情况下，存在一个接近但不完全"适用于研究目的"的调查工具。即便如此，这个调查量表的总体基调、题项数量和架构组成依旧可能与研究主题相关。那是否可以改编该调查工具以适应调查设计者的需求呢？通常，一个折衷的好办法是创建一个新的工具。但要将其和 1 ～ 2 个已公开发表的调查工具配合使用，因为这样便于把自身的研究和前人所做的研究进行比较，同时也为收集有关某一特定问题的数据提供了机会。保留原有调查工具的完整性，并添加新的、特定的量表题项有助于维持原调查工具的优势。（如何设计新调查问题将在下一章"**第二步：构建调查**"中讨论。）参考借鉴前人所做的调查时同样需要考虑版权问题。

这里必须注意的一点是：也许听起来可能与之前关于已有调查的说法相矛盾，但即使前人所做的研究中使用过某个调查工具，或者在同行评审的期刊上发表过，也并不意味着用这个调查工具收集的得分具有稳健的信效度，且能够达到其调查目的。遗憾的是，医学和医学教育领域已经发表过大量的低质量调查。例如，一篇综述发现，只有 6% 的患者满意度相关研究使用的调查工具能够通过最初级的测试[11]，而另一项研究发现，在医学教育领域的调查研究中，很少有作者提及有关信效度证据的任何信息[10]。此外，即使作者在一项已发表的调查研究中报告了大量的信效度证据，这也不代表调查工具针对新的研究目的仍具有良好的信效度[12]。本书的"**第三步：建立证据**"一章将深入探讨如何评价效度和信度证据。

知识点 2 提供了一份简约版条目对照表，便于在使用现成的调查工具时确保其质量。

知识点 2 ■ 现成调查工具质量控制的条目对照表

- 问题的提出是基于已有文献吗？
- 文献中的证据是否有该领域的专家、同事和研究对象的参与作为补充，从而确保调查工具中所包含的问题是有效的（即内容效度）？
- 调查工具是否由合适的小组进行可读性检验，并根据其反馈进行了修改？
- 调查设计者是否进行了认知访谈，能够确保回答者理解并回答调查中的问题（即回答过程的效度）？
- 调查是否使用合适的样本进行了预测，并根据预测的结果进行了（适当的）修改？

3）没有可使用的调查工具

如果在细致的文献检索后，仍然没有发现合适的或调整后可以使用的现成调查工具，那么就需要开发一个新的调查工具了。这在医学教育中很常见。开发一个全新的调查工具看起来似乎令人生畏，但从另一个角度想，一张空白的画卷也有好处，因为它使研究者有机会编制一个真正"适用于调查目的"的工具。

收集信息：评价利益相关者

利益相关者的重要性

完成文献综述后，下一步是确定调查设计者对调查主题的理解是否与目标受访者的理解相符[13]。如果调查主题是学生对解剖课教学的满意度，那么最近上过解剖课的学生的看法，以及设计和讲授该解剖课的教师的看法也许是最有价值的。如果调查主题是哪些工作因素和非工作因素会影响住院医师的首次主治（或顾问）工作选择，那么高级住院医师、刚成为主治医师的观点应该是重要的信息。

与利益相关方交谈会有很多好处。首先，他们会为量表题项和问题的表述（措辞）提供更多的建议，从而符合目标群体的看法。其次，在与关键利益相关方交谈后，哪些题项是绝对必要的很有可能就会变得显而易见。完成调查于调查对象而言不应成为一件乏味无聊的事情，清晰、简洁且使用受众适宜性语言的调查才会得到更高的应答率。而且通过这一过程，利益相关方也有可能收获一份参与调查设计的成就感。有些讨论方式（表2）还可能让利益相关方明白他们的一些观点也许并不会被所有的潜在调查对象认同，所以需要协商。最后，向即将接受调查及受到影响的人群征求意见，是优秀研究的范例式做法。它代表着知人善察和透明度，显示出进行有意义的双向沟通的愿望，并认可利益相关方可以为研究做出重要贡献。

评价利益相关者的方法

可以使用定性方法收集和补充数据，完善调查设计，并征询其他人（通常是利益相关方）对当前问题的看法。在编制题项之前增加一个定性的研究阶段可能看起来既繁琐又耗时，但这一工作却并非总要巨细无遗。这种背景工作的深入程度取决于调查目标。如果计划对一个项目进行评估，那么对利益相关的群体进行非正式的定性研究就会很有帮助。比如在全体教师会议的结尾增加一个简短的讨论会（本质上是焦点小组），或者以电子邮件的形式进行讨论，用以收集同事们对相关问题的看法和意见。若是为拟发表的研究开展新调查，则需要更正式的定性过程，其结果可以单独发表，并起到报告调查进展的作用。总之，目标决定着方法。

在过去的二三十年间，定性研究已经成为一个非常专业的领域，采用许多严谨的方法来收集和分析数据。但是就本章而言，收集定性数据的主要目的是为调查工具提供信息，那么一个小规模但却全面的方法通常就足够了。收集原始数据最常用的两种方法是一对一访谈和焦点小组（表5）。

表5 ■ 访谈和焦点小组的优缺点

	优点	缺点
访谈	• 适合高度敏感的调查对象 • 更容易根据参与者的日程来安排，特别是以视频或电话形式访谈时	• 与焦点小组相比，更容易受访谈者偏见的影响 • 耗费时间
焦点小组	• 有助于围绕共同感兴趣的领域形成讨论 • 与访谈相比，耗时更少，成本更低	• 难以聚齐潜在参与者，因为他们之间的距离可能比较遥远，或者工作日程繁忙（如医疗卫生人员） • 需要高超的协调技巧，这样参与者才会共同讨论话题，而不是单独回答主持者的问题 • 需要对讨论进行统筹管理，这样参与者才不会只顾互相攀谈

　　无论是访谈还是焦点小组，通常都由一个半结构化的话题指南引导着讨论。该指南包括小组将探讨的主要领域的话题纲要，主持者在必要时还需要提供一些激发对话的提示。文献综述结合与利益相关方及专家的非正式讨论，可以为找出可能与当前研究和（或）质量控制项目有关的话题提供指导。访谈和焦点小组中的交流重点通常会随着时间的推移而改变，这是该过程中的正常现象，因为各方都对讨论主题有了更深入的理解。

　　当参与者感到轻松自在时，数据的收集将会得到优化。为此，调查者在组织面谈时，要把细节问题放在优先考虑的地位。例如，选择参与者方便的会面日期、时间和地点，并在条件允许的情况下报销费用（例如差旅费）。会议室的环境要惬意舒适，能够避开潜在的干扰，并且备有茶点（例如水）。调查设计者应告知参与者，他们所分享的信息将受到严格保密。焦点小组访谈则需要在一开始就制定这样的"规则"，即参与者要牢记尊重他人意见的重要性和为其保密的必要性。

⇨ 经验之声

　　最佳做法是在征求参与者同意的情况下，对访谈进行录音，以备日后转录。这可以最大限度地降低要点的遗漏，使主持者能够专注于发言者以及交谈的流程，而不是忙着手动记录文本数据。而录音就可以在日后转录到文字处理软件中，进行下一步分析。这里保持一点谨慎并非坏事：保存两份录音，这样就可以有一份录音作为备用！

　　被纳入这些定性访谈的样本应尽可能覆盖各类群体，从而提供看待问题的诸多视角。比如，抽样框可以包括工作群体（如顾问医师）、学生群体（如一年级医学生）、专业团体（如医学专业团体的成员）或名录公开的群体（如特定地区的家庭）。

　　这种目的性抽样（即调查设计者根据年龄、职位或专业等特定特征有目的地选择参与者）对于收集背景信息的定性研究部分来说是最理想的，因为它旨在确保能够从众多与研究问题有联系的特质中选出具有代表性的那些。当招募参与者的工作比较困难时，滚雪球抽样（通过已经参与研究的人寻找其他可能愿意参与研究的人）就比较适用。这两个群体都不是最后用于统计推断的样本，他们是一个由专家和利益相关方组成的具有广泛代表性的小群体——这和最终调查工具的目标群体分布完全不同。

　　对于负责在设计调查阶段提供信息的焦点小组和访谈来说，没有固定、最佳的参与人数要求。但是，在确定目标样本的规模时却要考虑以下几个因素：

- 利益相关方：谁与研究主题关系最大，或者谁受研究主题影响最大？是否应将不同的亚群体作为利益相关方的代表？
- 参与者的特征：提供数据的样本是否覆盖了不同的年龄段、种族、性别、相关地理位置等?

- 　■　<u>资源配置</u>：为数据收集分配了多少时间？有多少资金可用于调查团队的工资、差旅、参与者酬劳、房间租金（短期租用）或转录成本等？
- 　■　<u>数据饱和</u>：到什么时候就几乎或完全不能从后续访谈中得到新的数据了？这一点会随着访谈的进行而愈发清晰。

就推进调查进展这一目的而言，通常比较直截了当的主题分析法就足够了[14]。主题分析法的主要目的是将繁多的原始数据进行有意义的精炼，从数据中提炼的主题和次级主题能够简明扼要地概括调查对象的观点和经历。有关更全面的分析方法，请参见"**第五步：数据分析**"，在本阶段很少需要掌握得这么详尽。

伦理许可

请记住，任何出于研究目的而收集数据的行为，都必须获得相关伦理委员会的许可（表6）。调查对象也需要对所有正式的定性数据收集行为知情同意。有时，调查设计者会分别申请定性（调查设计）阶段数据收集的伦理审查和最终调查实施阶段数据收集的伦理审查。在实施调查项目的时候，若出现任何问题，随时向所在机构的伦理办公室询问。

表 6 ▇ 伦理许可的必要性

目标	指导意见
内部项目 课程评估 审验	可能获取伦理许可不是必需的，但要以合乎伦理的方式收集数据（例如声明参与调查是完全自愿的，不强迫调查对象）
将发表或在公开论坛上讨论的研究	可能需要向专门的学术伦理委员会递交正式的伦理许可申请，视情况而定。也许有许多研究免于申请伦理许可，但获得正式的豁免权在许多国家和地区仍是必需的 ● 对医学生展开调查可能需要所在大学伦理委员会的许可，在某些情况下，还需要所在学院院长的许可 ● 对住院医师、医师或患者展开调查可能需要临床/医疗卫生伦理委员会的许可

选择实施调查的方法

可以通过邮件、电话、面对面、在线的方式发放调查问卷，每种实施方式都是基于不同的考虑。"**第四步：实施调查**"这一章会全面介绍如何实施调查。本章仅重点关注如何决定调查的最佳形式才能更好地实现调查目标，并为下一步工作——依据实施方法而变化的"**第二步：构建调查**"——提供信息指导。每种实施方式都有其优点和缺点。例如，若是使用访谈的形式，则需要考虑当向访谈者提问时，他们给访谈对象的感觉是什么样的，尤其是一些敏感问题，如物质滥用案例（见**本书引言**）。如果调查内容需要视觉上的辅助，如图表、医学图像等，则要考虑哪些实施方式可以呈现图像。

调查实施还取决于研究问题、现有知识、时间、资金和可用人员等实际因素。项目团队中是否有接受过电话访谈培训的全职研究者或成员？抑或这是一个与许多其他项目同时进行的个人项目？如果是后者，那么使用面对面或亲自调查的方式收集数据可能行不通。在正式决定实施调查的方式之前，先阅读"**第四步：实施调查**"一章会有所帮助。这里提及实施调查只是作为一种提醒，调查设计者要在一开始就对调查实施的方式有所考虑。

经验之声

对相关利益方的既往了解也有助于决定调查实施的方式。比如，我们中的一位研究者（JC）针对五所苏格兰医学类院校的大四学生提出了一个研究问题。根据之前的经验，通过电子邮件向这一群体发放调查问卷得到的应答率很低，所以 JC 联系了每所学校临床医学专业的负责人，询问他们是否愿意让自己的学生参与此次调研。在获得必要的伦理许可后，有关此次研究的信息被各高校以电子邮件的形式发送给了学生。同时，每所学校也在其日程安排中留出一段时间给 JC，这样他就可以在学生面前展现所要做的研究，并邀请毕业年级的学生完成调查。这种面对面、使用纸笔填答的调查方式非常耗时，但应答率能够达到 80% 以上[15-16]。

数据分析

在开始撰写调查问题之前，准备工作的最后一部分是思考数据分析的计划。应该预先列出将要测量的变量，以及如何测量它们；这些虽取决于研究目的，但也影响着调查问题的编制。例如，知道调查对象是否使用过非法药物（答案"是"/"否"）最重要，还是知道调查对象在某一时间段内使用非法药物的频率（回答数值的问题）最重要？与决定调查实施的方法相似，撰写任何调查问题前，先阅读"**第五步：数据分析**"不失为一个好主意，而本章提到的数据分析仅起提醒作用。附录 1 是一个基本的工作表示例，用于帮助新手设计调查。

需求评价条目对照表

☐ 确定调查的目的（反复进行的过程）
☐ 确定抽样框（反复进行的过程）

□ 确定实现目的的最佳方法是否是调查
□ 获取伦理许可（如果适用的话）
□ 评价文献
    □ 反复进行的检索过程
    □ 相关数据库
    □ 现有的调查工具及其质量
□ 评价利益相关方
    □ 影响调查目标或受其影响的所有各方
    □ 为开发调查工具提供信息的正式和非正式评价
        □ 经验 / 观察
        □ 焦点小组和（或）访谈
        □ 共识决策程序
□ 考虑影响调查实施方式的经济因素和管理因素
□ 考虑计划使用的数据分析方法，为调查量表的编制提供信息

参考文献

1. Gillham B. *Developing a Questionnaire*. London: Continuum; 2000:123.
2. Check J, Schutt RK. *Research Methods in Education*. Thousand Oaks, CA: Sage; 2012:160.
3. Fowler FJ. *Improving Survey Questions: Design and Evaluation. Applied Social Research Methods Series* Improving Survey Questions: Design and Evaluation. Applied Social Research Methods Series, Vol. 38 Thousand Oaks, CA: Sage Publishing; 1995.
4. Cleland JA. Exploring versus measuring: considering the fundamental differences between qualitative and quantitative research. In: Cleland JA, Durning SJ, eds. *Researching Medical Education*. Oxford: Wiley; 2015:3–14.
5. Singleton RA, Straits BC. *Approaches to Social Research*. New York: Oxford University Press; 2009.
6. Artino Jr AR, La Rochelle JS, Dezee KJ, Gehlbach H. Developing questionnaires for educational research: AMEE Guide No. 87. *Med Teach*. 2014;36(6):463–474.
7. Phillips AW. Proper Application of Surveys as a Study Methodology. *West J EM*. 2017;18(1):8–11.
8. Hsu CC, Sandford BA. The Delphi technique: making sense of consensus. Practical assess. *Res & Eval*. 2017;12:10.
9. Gehlbach H, Artino AR, Durning SJ. AM last page: survey development guidance for medical education researchers. *Acad Med 2010*. 2010;85:925.
10. Artino AR, Phillips AW, Utrankar A, Ta AQ, Durning SJ. The questions shape the answers: assessing the quality of published survey instruments in health professions education. *Acad Med*. 2018;93:456–463.
11. Sitzia J. How valid and reliable are patient satisfaction data? An analysis of 195 studies. *Int J Qual Health Care*. 1999;11:319–328.
12. Phillips AW, Diller D, Williams S, Park YS, Fisher J, Biese K, et al. The Council of Emergency Medicine Residency Directors Speaker Evaluation Form for Medical Conference Planners. *AEM Educ Train*. 2017;1(4):340–345.
13. Gehlbach H, Brinkworth ME. Measure twice, cut down error: a process for enhancing the validity of survey scales. *Rev Gen Psychol*. 2011;15:380–387.
14. Saldana J. *The Coding Manual for Qualitative Researchers*. 2 ed. Los Angeles: Sage; 2013.
15. Cleland JA, Johnston P, Watson V, Krucien N, Skatun D. What do UK medical students value most in their career? A discrete choice experiment. *Med Educ*. 2017;51:839–851.
16. Van Geest JB, Johnson TP, Welch VL. Methodologies for improving response rates in surveys of physicians: a systematic review. *Eval Health Prof*. 2007;30:303–321.

拓展阅读

Gillham B. *Developing a Questionnaire (Real World Research)*. London: Continuum; 2000.
Self-explanatory.

Boynton PM, Greenhalgh T. Selecting, designing, and developing your questionnaire. *BMJ*. 2004;328(7451):1312–1315.
An overview.

Converse JM, Presser S. *Survey Questions: Handcrafting the Standardized Questionnaire.* Sage University Paper series on Quantitative Applications in the Social Sciences, No. 07-063. Thousand Oaks, CA; SAGE: 1986.
A good succinct introduction.

Fowler FJ Jr. *Improving Survey Questions: Design and Evaluation, Applied Social Research Methods Series* (Vol 38). Thousand Oaks, CA; SAGE Publications: 1995.
A good introductory text.

Ritchie J, Lewis J (Eds). *Qualitative Research Practice. A Guide for Social Science Students and Researchers.* London; Sage; 2003.
A classic guide.

构建调查

Jeffrey LaRochelle，MD，MPH　　Anthony R. Artino，Jr.，PhD

　　既然已经明确了要询问和测量哪些问题和构念，那么下一个步骤就是专注于编制和测试调查中用来收集数据的题项。因此，本章的主要目的在于帮助调查设计者（研究者和教育者）编制高质量的题项，这些题项既能让每一位受访者以相同的方式理解，又能够实现编制者的意图。在介绍有关题项编制的具体细节之前，最好先回顾一点认知心理学的知识，这样能够更好地理解受访者是如何处理、领会和回答调查题项的。这一点很重要，因为调查中相当大一部分偏倚来自于这里，即受访者难以理解调查题项的含义，继而无法给出有意义的回答[1]。

　　首先，本章会简要概述受访者如何思考和回答调查题项。其次，在接下来的部分将介绍构建一个新调查所需的三个主要步骤：①编制题项；②题项视觉呈现；③测试题项。

受访者如何回答调查题项

认知反应过程模型

已知有好几种模型用来描述回答调查题项时所涉及的潜在认知功能，但是只有20世纪80年代初提出的认知反应过程模型（图1）沿用至今，它为理解复杂的认知过程提供了一个相对简单的框架[2]。该模型总结了认知的四个基本流程：①理解题项；②信息检索；③整合信息并形成判断或估计；④提交回答。虽然该模型反映的是一个从理解到回答的循序渐进的顺序，但在现实中，受访者往往在阅读题目、回答题目等流程之间跳转和循环。用**本书引言部分**关于物质滥用的调查案例来说明：在理解了一道关于匿名戒酒会（alcoholics anonymous）出席频率的问题后，受访者可能会开始搜索他的长期记忆（信息检索），然后计算或估计出席次数（判断/估计）。但是，经过几秒的心算后，受访者可能会想："等等，这个数字太大了，这道问题想问的不可能是这个，对吧？"那么这时，受访者很可能返回并重读问题，以确保自己正确理解了问题（理解）。

有了这种处理模型作为基础，调查设计者的主要目标之一就是编制能够被每位受访者以相同方式理解的题项。此外，题项还应该能够如调查设计者所期望的那样被理解。可以肯定的是，受访者们对于调查中的题项肯定会有不同的回答。毕竟，这就是使用调查收集数据的意义所在。但是，对每条题项本身的理解不应该因受访者而异。对题项的理解是造成调查偏倚的最常见原因[3]。同样，这也是为什么每位调查设计者都应该重视这一过程模型的每个构成要素。

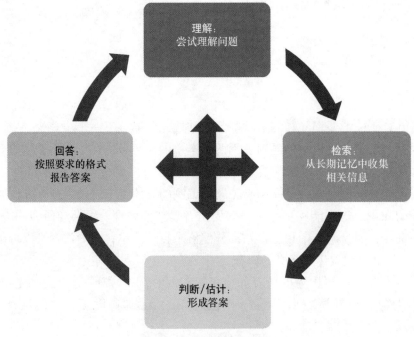

图1 认知反应过程模型

请注意，各过程之间的运转既不是线性的，也不是单向的

理解题项

受访者误解某个题项主要有 3 种方式。第一种涉及题项句法上的歧义，这和题目措辞的语义差异有关。请思考一下这个题项：

贵宾犬有 5 只幼犬。牧羊犬有 7 只幼犬。

牧羊犬有更多的幼犬吗？（How many more puppies does the collie have？）

许多受访者会给出正确答案"两只"；但是，有些受访者可能会回答"没有"。尽管这个例子的本质看起来很简单，但问题表述的句法却使其模棱两可：这道题是想问和贵宾犬相比，牧羊犬有更多的幼犬吗？还是想问牧羊犬本身还有其他幼犬吗？如果用后一种方式理解该题，就会导致错误的回答"没有"。

第二种误解源自特定单词或短语本身含义的潜在歧义。请思考这样一个问题：

请问这个学期你给学生做了多少次评价？

同样，这也是一个看似简单的问题，但受访者可能对"评价"一词有不同的理解，因此不知道该将哪些计算在内。例如，是否应该算课堂上给出的形成性评价？那么要求学生对自己所掌握知识进行的评价（自评）也算吗？如果在开始上课时进行前测，快下课时又进行了后测，那么这些是算作一次评价，还是两次评价呢？如果针对某一模块知识的评价由所有该模块的教师共同设计，那么这能算作"你"给出的评价吗？在这个例子中，像"评价"这样相当简单的词，其含义可以用多种方式来理解。

最后一种误解方式，是受访者通常会根据个人所掌握的信息或上下文信息对题项的意图做出假设。例如，调查中的一道问题可能询问了受访者在医学院期间参与团队运动的情况。既然已经有了这道问题，那么受访者可能会认为后一道询问体育活动参与情况的问题应该排除团队运动，因为已经有问题问过了。还有一种可能，就是受访者只把团队形式的体育活动算在内，而把其他类型的体育活动排除出去。所以纵使有些题项表达得很清晰，也还是容易出现这样的理解错误。幸运的是，有几个原则可以用来使题项的表述更加清晰易懂，还有一些方法可以预先测试题项以提高其明晰度。稍后本章将针对这些方面展开讨论。

信息检索

无论受访者如何理解某一特定题项，认知反应模型的另一个必要步骤是从长期记忆中检索适当的信息，以回答这个问题。回忆带来的偏倚是调查设计者长期以来一直关注的问题，但信息检索过程中的某些特定方面值得细究。信息检索是指将长期记忆中的某些信息调遣到工作记忆中的过程。尽管长期记忆存储了大量信息，但受访者加工处理贮存这些信息的方式通常决定了调遣这些信息的难易程度。例如，许多受访者能够回忆起 2001 年 9 月 11 日（两架飞机袭击纽约世界贸易中心的那一天）自己在哪或正在做什么的一些细节；但是，他们可能无法回忆起 2001 年 8 月的任意一天自己在哪或正在干什么。这个例子进一步说明了了解受访者的重要性，因为"9·11 事件"对美国公民来说可能比其他国家的公民更难忘。题项触发（或未能触发）记忆的方式将影响信息检索，并最终影响受访者如何回答问题。从长期记忆中调遣信息的困难可能会导致对事件的夸大或低估，从而造成调查回答中不必要的差异（即误差）。将生活中的重大事件（如纪念日、毕业典礼等）作为过去时间点的线索可能会提高信息检索的准确性。

整合信息并形成判断或估计

一旦受访者回忆起可以回答一道题项的合适信息，就需要将它们整合起来以形成判断或估计。受访者会使用各种各样的策略来形成特定的判断或估计，而每种策略都有可能在回答中带来偏倚和不必要的差异[4]。受访者也许会采用更加费力的和深思熟虑的方式来检索对特定事件的记忆，并基于这些回忆形成判断；不过他们也有可能采取不费力的方式来调遣某一段回忆中的主要信息，然后在这一信息的基础上进行外推，最后形成判断。这反映了决策制定的两种经典体系，第一种是快速、应付和相对漫不经心的决策，第二种则是缓慢、用力和更有条理的决策。

受访者一般会优先采取体系 1 中省时省力的流程，除非他们明白费力劳神地采用更辛苦的方法（体系 2）是值得的。一般来说，体系 1 中的决策制定容易产生各种启发式偏倚（heuristic biases）。例如，易得性偏倚（availability bias）可能导致对罕见事件发生频率的高估；代表性偏倚（representative bias）可能导致错误分类，因为某一选项可能符合受访者个人心目中的特定原型代表。调查本身的一系列因素也有可能影响判断的形成，这些因素包括特定题项的相对重要性以及受访者是如何回答该题项之前的题项的[5-6]。之前的题项可能会激活记忆和判断，从而影响对未来题项的判断。因此，一项调查中题项呈现的顺序可能会对回答和结果产生重要影响（因此需要调查设计者慎重考虑）。

经验之声

某种程度上，调查中的题项可以被视为"小型干预"，能够对后面题项的回答（作答）产生影响。而困难就在于如何预先知道一个给定的问题将如何影响受访者对后面问题的作答。应对这一困难的最佳方法就是对整个调查进行彻底的预测试，测试的方法可以是专家评议、认知访谈等（参见本章后面的部分）。

经验之声

在一项以职场健康促进计划参与者为研究对象的研究中，受访者以匿名形式回答其每周对该计划的坚持程度和其目标的实现状况。然而同一份调查却得到了不同的结果，这其中的差异取决于问题的两种措辞方式，分别是"您在每周的目标报告中撒谎频度如何？"和"您每周的目标报告真实性如何？"也许并不奇怪，很少有参与者愿意承认撒谎，但大多数人愿意报告他们没有 100% 的真实性。使用攻击性较小的语言可以减少数据缺失，并提高整体的应答率。

提交回答

最后，受访者需要根据之前已经形成的判断或评估生成一个与其最匹配的答案。虽然一些调查问题允许开放式回答（如评论框），但大多数问题使用已经规定好的封闭式回答选项，有分类型、顺序型、李克特型或其他类型等。对于这类题项，受访者需要找出最符合其判断或评估的回答，受访者可能会使用自身经历中的一些例子来类比答案选项中的极端值，然后以这些例子作为一个标准尺度来比较和对照自己的判断。因此，提供与受访者的判断相接近的答案选项非常重要，这样便于受访者决定哪一个选项最合适。但无论如何请记住，那些不必要的差异可能来自受访者自身对答案中极端位置选项的偏好（或厌恶）。例如，受访者往往更关注那些垂直列出的答案选项中的前几个，这也许会导致**首因效应**（即受访者很可能选择列表开头的选项而不是后面的选项）。而另一种情况是，对于那些以口头形式呈现答案选项的调查中（如电话采访），受访者倾向于认同最后提供的选项，这会导致**近因效应**[7-8]。此外，还有一些偏倚源自社会偏见，即受访者可能会夸大社会认可的行为，而轻描淡写不良行为，例如关于物质滥用的调查示例（**本书引言**）。

最优化决策和满意型决策

受访者参与认知过程（如前文所述），在不同程度上是基于他们参与调查的动机（如果有的话），而这种动机深受调查特征和管理者背景的影响。当受访者全身心地投入到全部四个认知程序时，就实现了最优化决策，即受访者自始至终都能深思熟虑地完成四个认知流程。相反，当受访者变得有些倦怠，并开始走捷径回答问题以节省脑力时，就出现了满意型决策。这种情况的出现通常是由于回答整个调查问卷或甚至只是某个特定问题所需的努力，超过了准备用来回答整份问卷的动力[9]。此外，在完成一份给定的调查问卷的过程中，认真思索和提供全面回答的动力在减弱，而这种动力在受访者遇到一道尤其令人困惑或编制得很差的题目时，甚至会被消磨殆尽。防止受访者采取满意型决策的最好方法是避免糟糕的措辞或混乱的排版（表 7），并在正式实施前对调查进行预测试。

经验之声

受访者在回答调查问卷时，很容易失去动力，然后开始倦怠，即作答时不那么用心了，填写的答案也不够完整。防止这种满意型决策出现的最好方法是设计一个高质量的调查，使用循证信息，符合最佳实践，接着进行预测试以评估该调查。

编制调查题项

编制好的调查题项是一门学问，也有相当多独具匠心的好题项（就像社会科学中

表 7 ■ 调查受访者的认知陷阱及其设计解决方案

认知过程	问题	解决方案
理解	措辞	• 避免使用有多种含义的问题 • 使用积极的表述 • 避免使用反向编码的题目 • 使用主动语态
	定义	• 定义术语和短语 • 了解受众 • 根据受教育程度、年龄、种族等匹配用词
	目的	• 了解受众 • 注意顺序效应

信息检索	回忆偏倚	• 提供有关过去时间点的线索
		  • 个人的（周年纪念日、生日、毕业等）
		  • 世界大事（奥运会、选举等）

判断 / 评估	易得性偏倚	• 提供一个框架来协助估计
	代表性偏倚	• 避免对典型现象的过分依赖
	顺序效应	• 考虑使用不同版本的调查问卷 • 预测试以探查顺序效应
回答	首因效应	• 提供言语标记
	近因效应	• 确保所有选项看起来是平均分布的 • 将答案选项放在单独的一列或一行中（不要两种形式都使用） • 使用"强制选择"（是 / 否）答案选项，而不是"选择所有适用的选项"
	错配	• 避免"同意 / 不同意"型答案选项 • 确保答案选项和题干相匹配 • 提供数量合适的选项（通常对于李克特型问卷来说，5～7 个回答选项就足够了） • 避免重叠和非互斥型回答选项

的大多数领域一样）。编制题项的过程是反复进行的，就像认知反应过程模型一样，在实际中通常不是单向的线性过程。在编制调查工具时，需要作出一些基本决策，而随着调查工具经过测试，这些决策可能（经常）发生改变。其中一些决策在本章有所介绍，总结于知识点 3 中，并在附录 2 中列出了更详细的调查设计条目对照表。下一部分的陈述可能过于简略，其目的只是为调查设计新手提供一个起点，不能代表所有调查可能涉及的注意事项，这也绝不是编制调查题项的唯一途径。本部分介绍的大多数决策都是针对封闭式题项，在最后有一小节专门讲解开放式题项的相关决策。

> **知识点 3 ■ 编制题项基本注意事项**
>
> 请注意，这些注意事项可以按任何顺序解决，并且是相互关联的。
> - 适合抽样框人群的语言
> - 疑问句 *vs.* 陈述句
> - 回答选项的类型
> - 回答选项的数量
> - 非实质性回答选项（例如不适用、无意见）
> - 题项的方向（即单向与双向）
> - 开放式题项

经验之声

有时确定一个题项的最佳表达方式是特别困难的。如果发生这种情况，请使用不同方式表达同一个题项，并在测试该调查工具的剩余部分之前，在认知访谈中对这道题项的不同形式进行检测。最好在一开始就对题项进行测试，而不是在正式发布后和数据分析中想办法解决出现的问题。

适合抽样框的语言

在编制调查题项时，首先要考虑的问题之一是清楚地定义目标受众。要做到清楚地定义，通常需要了解受众的教育背景和主要使用语言，但也应该考虑各种人口统计信息，例如种族、年龄、居住地（包括所在区域和城市 / 农村等）和职业等。虽然有些调查能够兼顾其中许多本质特征，但每个因素还是可能影响受访者理解调查题项。一旦定义了目标受众，下一个挑战就是使用适合目标受众的词汇，并且编制题项的方式要促成对这些词汇清晰一致的理解（在医学教育研究中，使用医学专业术语通常是一项艰巨的事情，尤其是当所掌握的知识不同时，例如，不同的学生有不同的知识基础）。有时，题项中所使用的词汇含有歧义，可能造成理解上的偏颇，因此调查设计者应该对一些可能引起困惑的术语进行定义[10-11]。术语的定义可以全部放在开头，之后再呈现调查问题，或者是在题项中，用括号的形式给出术语的定义。无论哪种方式，主要功能就是要对一些模棱两可的术语或短语进行清楚的定义，并且要使其在题项的附近，易于被看见。

疑问句 *vs.* 陈述句

从本质上讲，调查是调查设计者和受访者之间的一场谈话。因此在提问时要避免那些令人困惑且不必要的语言，从而使调查题项更像是在谈话中问出的。而使用"同意 / 不同意"作为回答的选项，是最常见的打破这种对话型调查前提的方式。许多专家都认为使用"同意 / 不同意"作为回答选项是调查设计者经常犯的错误；因此，这类回答一再被视为题项设置的非首选形式[9, 12-14]。就比如在与他人交谈时，很少有人列出一堆陈述，然后让别人针对这些陈述，就同意或不同意的程度进行打分。人们很少用这种方式交流，不少研究也已经证实这并不是一种理想的调查方式。尤为重要的是，研究者发现这种方式会增加满意型决策和应付模糊答题的可能性，从而降低所收集的回答的质量[15-16]。在一项涉及 14 个欧洲国家受访者的大规模研究中，研究者发现，若根据题项特别设置回答选项，其回收的数据在信度和效度上显著好于以"同意 / 不同意"为回答选项的同一批题项[16]。此外，以"同意 / 不同意"为回答选项，通常会将对题项陈述的认同程度与受访者本身的宜人性混为一谈（注意：宜人性是五大人格特质之一）[17]。因此，使用"同意 / 不同意"的回答选项可能会默许受访者以无意义的方式理解被评价的构念，无论是意见、态度还是信仰[18]。

最后，以"同意 / 不同意"为回答选项也可能引发快速判断，导致记忆的检索和整合的过程变得简短或不完整，从而进一步降低回答的准确性[9]。由于调查本质上是一种对话，因此最好避免陈述和"同意 / 不同意"型回答选项，而是以问问题的形式编制调查题项，并根据题项所考查的构念特别设置回答选项。这样做可以使调查更具对话的性质，并鼓励受访者像在对话中一样回答调查题项[19]。简而言之，采取问问题的形式并根据每个所测量的构念设置回答选项，不仅可以更好地实现题项的意图，也能够减轻受访者的认知负担[15]。

回答选项的类型

封闭式题项的回答选项可能有多种格式，包括名义型选项、二分类选项、序数型选项、李克特型选项和排序选项（这些在下文中的 a ～ d 项中进行了详细解释）。尽管李克特型回答选项很常见，但它可能并不适合每一道题项。更确切地说，调查设计者选择使用的回答选项形式首先应该与题项的意图和预计使用的数据分析方法相匹配。

a. 名义型选项。当选项之间不存在层次关系时，名义型选项很有用；也就是说，这些选项不暗含优劣之分（例如性别、原籍城市等）。以名义型选项作为回答的题项应该只允许选择一个答案。使用名义型回答选项的题项，其收集的数据通常都是用非参数检验来进行分析。

b. 二分类选项。如果用来描述某个题项回答的选项确实是二分类的（如是的 / 不是），那么设计者就应该提供这种类型的回答。同样，如果预计使用的分析方法只有在是二分类时最有用，那么就需要设置二分类型回答选项。例如，物质滥用可以通过使用频率（整数数值）或二分法（例如使用与戒断）来测量。因此，所谓的正确回答选项，取决于调查设计者想通过题目表达什么，以及预计使用的数据分析方法。

c. 李克特型选项。总的来说，李克特型选项适用于频率题（例如多久）、比较题

（例如多重要）、个人特征题（例如自信程度）等。严格来说，李克特题项（不同于李克特型题项）通常使用"同意／不同意"作为回答选项，就像前文所述的那样，并非是呈现调查问题的最佳形式。相反，更好的做法是根据题项想获得的信息来匹配回答选项。换言之，如果设计者想要了解一名学习者在阅读心电图（ECG）时的自信程度如何，那么设置的回答选项就应该是询问自信程度（如不是非常自信、比较自信等）。附录3提供了一些常见的李克特型回答选项的示例。

d. 排序选项。当调查设计者想要直接比较一组（一般来说）都比较理想的选项时，排序题可能会很有帮助，例如，"请对您最喜欢的住院医师主办的健康活动进行排序"。这是一组特别的、明确定义的选项（是／不是），都与一个题项相关，即最喜欢的健康活动。值得注意的是，如果让受访者在一种常见的李克特式量表中对多个回答选项进行评分，也可以获得同样的信息。这种评分方法将不同的题项置于同一套评分体系中，并且也可以在事后对这些题项的得分进行排序。评分和排序都是合理的方法，但调查设计者应该慎重考虑，选择与问题本身的意图相匹配的方法。请思考一下这个例子：

请将下列选项按照对您个人来说的重要程度进行排序，其中1表示"最重要"，6表示"最不重要"：
家庭
健康
金钱
职业
自由
幸福

在这种情况下，所有选项都可能被认为非常重要，那么要求对这些选项进行排序可能效果最佳，因为这让受访者不得不在所有可取的选项中做出艰难选择。另外，由于排序列表中每个选项的顺序取决于所有其他选项（即它们不是"独立存在的观测值"），对受访者来说，排序题可能是一个认知上的挑战，尤其是对包含5或6个以上选项的题目进行排序。因此，对于多组选项，让受访者对每一个选项进行评分通常更有意义（例如，1～5，1表示"一点都不重要"，5表示"非常重要"）。受访者可以很轻松地完成此类评分任务，而调查设计者依旧可以在所有受访者回答后，依据评分对每个选项进行排序。但上述方法与要求受访者直接对选项进行排序相比，往往还是后者能得到显著更可靠和有效的数据[8, 20-21]。总而言之，在评分题与排序题之间进行权衡取决于许多因素（例如题项的目的、列表中选项的数量、受访者的受教育水平等）。因此，建议调查设计者谨慎考量这些因素，并做出深思熟虑的选择。同时，这个例子再一次很好地说明了为什么对调查题项进行前测是如此重要。

回答选项的数量

一个使许多调查设计者感到苦恼的问题是为题项设置的回答选项需要多少个为宜，以及是提供奇数个选项合适还是偶数个选项合适。奇数个选项允许中间项的存在，即在一些有两极回答选项的题项中（见本章后文关于题项方向的探讨），受访者可以持中立态度，而偶数个回答选项则不可以。如果对一个题项的回答确实有一个中间或"中立"的反应，那么设置偶数个选项，强迫受访者"选择一方"可能不是一个好方法。因为它增加了题项的难度，从而降低受访者答题的动力。降低受访者的答题动力意味着满意型决策的出现，最后得到质量较低的回答。但另一方面，若在不必要时提供中立回答，可能会增加受访者做出快速满意型决策的机会，使得收集的数据不太准确。因此比较好的做法是，当中间或中立选项确实有潜在的意义时，就设置该类选项。像"时长刚好"这个中间选项，对于一道询问"课堂时间是太长、太短还是刚好？"的题目是有意义的。

经验之声

> 不过，无论是在奇数项还是在偶数项选项中，都有观点的表达比较强烈的选项，所以是否设置中间项对最后回收的数据质量或得出的结论影响也不是很大[22-23]。

除了奇数项还是偶数项这一问题，为题目设置多少个回答选项也常常使调查设计者感到困惑。一方面，如果提供的回答选项太少，可能会使受访者不太能够在调查中很好地做出自己的判断（即选项不够多，受访者无法准确地反映其观点）。另一方面，如果提供的回答选项个数太多，也会产生问题：100 个回答选项对调查设计者来说也许很直观，但受访者大概无法做出如此细微的区分。尽管现有文献中有关回答选项"最佳个数"的观点各不相同，但一些学者认为，最佳数量应该在 4～9 个，而通常来说，5～7 个回答选项就已经足够了[15, 24-25]。

经验之声

> 如果事实证明很难给所有的回答选项都贴上标签，那么这可能表明选项的个数太多了。同样，如果在所设置的选项之外还存在着更有意义的标签，那么就说明回答选项的个数需要增加。总之，让预测的答案范围决定回答选项的多少，而不是预先确定"最佳"数量。

非实质性回答选项

除了考虑回答选项的个数，另一个常见问题是选项是否需要包含"不适用""没有看法"或"不知道"等类型的选项。这类选项通常被称为非实质性回答选项，因为它们与其他李克特型回答选项不构成真正的连续统一体（也就是说这些选项在测量构念方面不起作用）。除非"不适用"这类回答选项非常合乎逻辑（例如当受访者是男性，题目却询问之前怀孕的次数时），或"不知道"这个选项就适用于询问受访者某些实际信息的问题（如询问受访者30年前的高考分数），那么调查设计者就应该避免这种非实质性的回答选项。从调查设计的角度来看，避免这种选择的主要理由是它们让受访者能够绕开这个问题，即使他们实际上持有一种观点或知道答案[22]。所以调查设计者尽可能不要设置"不适用""没有看法"或"不知道"等选项，因为它们实际上相当于没有回答，而没有回答则会削减调查设计者所寻求的高应答率。

经验之声

　　总的来说，应避免使用非实质性的回答选项。但在某些情况下，它们可能是合适的。例如，在试图判断"没有看法"这一选项是否合适时，调查设计者应该问自己："受访者能否能对这个问题提供有根据的回答？"如果答案为"是"，那么就不应该使用非实质性的回答选项。

题项的方向

　　另一个常见问题是选择使用两极的回答选项，还是使用单极回答选项。两极选项是逐渐从负向变为正向，其间可能有一个中间项（例如，完全不满意、有些不满意、中立、有些满意、完全满意）。而单极选项的范围是从零到一些有限的或无限的值（例如，从不、很少、有时、经常、总是）。对于某些构念，例如频率，唯一的选择就是使用单极选项，因为受访者做某事的次数不可能是一个负值。但是对于其他构念，例如满意度或动力，那么是选择单极选项还是两极选项就需要多加思考了。例如，当询问医学生对课程的满意度时，至少可以通过两种不同的方式向他们提出这个问题，如图2中的示例。到底使用哪种方法，取决于调查设计者，并且与调查的目的

单极版本：您对今天的课程满意吗？

不满意	有点满意	满意	相当满意	非常满意

两极版本：您对今天的课程满意还是不满意？

非常不满意	有点不满意	中立	有点满意	非常满意

图2　两极和单极题项的示例

在这个例子中，请注意题干的措辞与回答选项相一致。在单极版本中，问题只问满意度，而回答选项的范围是从零满意度到非常满意。在两极版本中，问题问的是满意或不满意，选项范围从消极（非常不满意）到积极（非常满意）。关键是要确保题干和所使用的回答选项之间的对应关系。如果题干建议采用两极答案，那么问题的正反两方面都应在题干中说明

及其预期用途有关。

开放式题项

编制题项的一个关键步骤是同时创建一组回答选项，能够与题项想表达的含义相匹配。虽然许多调查使用的是封闭式回答选项，但某些题项可能需要开放式选项，或者整个题项直接就是开放式的。例如，如果调查设计者不是非常了解可能出现的回答的范围，那么开放式题目可能会更好，因为这可以让受访者提供更完整、更准确的信息。但是请切记，开放式题项的答案仍然可能受到题项本身特征的影响，例如在问卷中为答案提供了多少空间。在其他条件相同的情况下，如果调查设计者为某一给定的开放式题项提供较小的作答空间，则受访者很可能只提供与空白处相当大小的简短答案[26-29]。

当能够预料到一组可能出现的回复，但并非所有可能的回复（例如性别）都得到明确定义时，那么在封闭式回答选项后再加上一个"其他"选项（通常与填空结合使用），可能获得一些潜在的宝贵数据。这个选项赋予了受访者更大的灵活性，同时也给出了一系列最有可能的回答选项。还有一点需要注意，如果调查设计者想要做可信度较高的定性研究，旨在收集丰富的描述性数据，那么选择使用开放式调查题项常常是一个糟糕的决定[30]。所以当问卷中有很多开放式题项时，调查设计者就应该好好思考一下问卷调查是否是正确的研究方法（见第一步：评价需求）。

除了在本节前面所讨论的注意事项外，表 7 还列出了一些有关如何编制高质量题项的建议以及几个常见隐患的解决方案。此外，附录 2 还提供了一份全面的调查题项编制指南条目对照表以供参考。

题项视觉呈现

在编制好题项和确定了回答选项之后，还有几个关于它们视觉呈现方式的问题需要考虑。用来管理调查的平台（如计算机、智能手机、纸质等）常常可以设计出合适的视觉呈现方式。基于网络的平台还可以设计出一些其他形式（比如下拉菜单），而这些在纸质调查问卷中则不易表现出来。通常，问卷题项应按列或行排列（但不能两者兼而有之），在那些可以通过智能手机完成的网络问卷中，以列的格式排列可能更加合适[31-32]。图 3 说明了在排版题项格式时，调查设计者需要考虑的一些常见问题。

测试题项

当调查设计者遵循高质量问卷题项编制的基本原则，完成一整套调查题项的草稿后，还可以再进行一些额外的步骤，使题项表述更加清晰，促进受访者的认知反应过

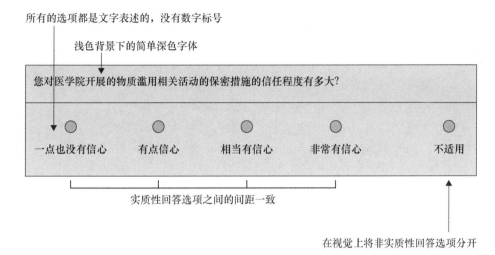

所有的选项都是文字表述的，没有数字标号

浅色背景下的简单深色字体

您对医学院开展的物质滥用相关活动的保密措施的信任程度有多大?

一点也没有信心　有点信心　相当有信心　非常有信心　不适用

实质性回答选项之间的间距一致

在视觉上将非实质性回答选项分开

图 3　推荐的视觉设计

程。这些步骤中已经开始应用许多先进的技术和方法来审查验证调查题项。不过本章只关注这些方法是如何提升题项的质量，以更好地与认知反应模型相适的。两种常见的方法是专家评议和认知访谈，都应该开展。

专家评议

专家评议是前测的一种方法，用来考查效度证据的一大重要来源——调查内容。这种方法需要聘请多个领域的专家，仔细审查调查问卷的草稿，并根据调查设计者制定的一套标准对题项进行评分（见附录4）。这套评分标准可能包括题项表述的清晰度、题项与其测评的构念的相关程度，以及是否存在漏掉了一些题项或待测量的构念[19]。题项的清晰度直接与专家所认为的受访者对题项的理解程度挂钩，通过专家评议，可能会发现一些潜在的使受访者感到困惑的题项表述和（或）语法。题项与其测评的构念的相关程度是指专家认为问卷中的题项与调查所要测量的构念的相关性有多大。最后，专家评议表格通常还设有一个区域，专家们可以在此发表意见，提出一些与调查所测量构念相关、但在最初的调查草稿中被忽略的题项。一份调查问卷若包含与所测量构念无关的题项，或者缺少与所测量构念相关的题项，都会对调查内容的效度产生负面影响。

根据调查设计者的需要和调查的总目标，有必要为专家评议过程中的每一条标准制定一套评分量表，并且预先定义一个被视作可接受的临界分数点（见附录4）。制定评分量表的过程要求调查设计者系统地收集关于题项清晰度和相关性等方面的信息。设计者可以利用这些来评价专家之间的一致性，并确定他们评分的可靠程度。这样做可以帮助调查设计者决定如何对每一道题项进行改动（即修改、删除或替换）。若想了解更多关于如何量化专家审评过程的信息，建议读者们自行查阅其他资料[33-35]。

⬛ **经验之声**

尽管内容评议专家对其所在领域重点关注的内容了解很多，但他们通常在设计调查方面没有接受过良好的培训。他们可能很擅长识别内容上的问题（如题项与所测构念的相关性），但他们可能不擅长识别那些措辞不当的题项或回答量表，而这些可能导致收集的答案有所偏倚。因此，在专家评议过程中同时咨询内容专家和调查设计专家往往被视为最佳做法。

专家可以是内容专家、调查设计专家和（或）分析专家，聘请专家通常从调查设计者自身所在的机构开始，因为同一机构的专家很有可能在相关领域拥有专业知识。这些专家应该是之前没有参与调查设计的第三方。此外，征集机构以外的具有该领域专业知识的人可以使评议专家的组成更加丰富多元，最终有效提高调查题项的质量。内容评议专家的人选通常可以在文献检索期间，通过查阅文献的作者的关联网络来生成。虽然对评议专家的数量没有明确的最低数量要求，但如果调查设计者希望以定量的形式进行专家评议，使用评分量表和特定的临界分数点，那么专家人数最好在 10 人以上[34]。专家评议也可以偏定性的方式进行，聘请少量专家（即少于 10 人）为调查提出开放式讨论。

认知访谈

对目标人群中的个体进行认知访谈是收集受访者反应过程有效性证据的另一个重要步骤。正如前面在认知反应过程模型中所描述的那样，影响整体调查质量的一个重要因素是调查对象是否按照调查设计者的意图来理解问题。认知访谈法考查了受访者反应过程模型（理解、检索、判断/估计、回答）的进行程度，目的是识别造成特定环节中潜在偏倚的来源[36]。

⬛ **经验之声**

在整个专家评议和认知访谈过程中，除了记录改动题项的理由，最好还要记录添加或删除的调查题项。这份运行日志记录了调查工具随着时间推移发展和演变的宝贵信息，当最后着手撰写研究报告中的"方法"和"结果"部分时，它可能会非常有用。

出声思维和口头探询是两种最为常见的认知访谈技巧。而且这两种方法还可以结合使用，比如先使用出声思维法，再使用口头探询法。即便如此，无论是哪种方法，都可以提供足够的信息来发现或确认有问题的题项，从而改善整体调查流程。

出声思维法

出声思维法鼓励受访者在选择某项回答时明确地说出自己的想法，这种口头表达可以更好地了解受访者如何以及在多大程度上完成认知反应过程模型中的所有（或部分）步骤。如果只使用这种方法，一个潜在缺点是受访者可能不会自发地表达他们的整个思维过程。此外，出声思维法往往会产生过量的口头数据，而分析这些（通常是迂回的）数据对许多调查设计者来说是一项相当艰巨的任务。

口头探询法

一种更具针对性的认知访谈方法是口头探询法，即访谈者通过一组预先确定的试探性问题从受访者那里获得具体信息[37]。一些典型的认知访谈问题如下：

1. 想向您询问什么问题？
2. 您能用自己的话重复一下这个问题吗？
3. 您会选择哪个答案作为您的正确答案？
4. 您对自己的答案有多确定？
5. 您能向我解释一下您是如何得出这个答案的吗？
6. 我注意到您犹豫了，告诉我您在想什么，好吗？
7. 请告诉我更多关于这件事情的信息……

同样，这种方法也是收集关于受访者如何理解每个题目、什么地方可能存在歧义、如何检索记忆以及如何处理它们并形成最终判断的相关信息。口头探询法可以在受访者作答时同时进行，也可以之后进行回顾性探询。调查的同时进行探询需要访谈者在受访者回答每个题项时询问其思考的过程，这可能会对受访者造成很大的干扰。总之，并发进行的探询可以获得迅速、即时的回复，这可以提供相当多的有用信息。回顾性探询则是在调查的结尾或某一特定部分询问受访者有关其思考过程的问题，这种方法对整个调查过程的破坏性往往要小得多。然而，回顾性探询会增加回忆偏倚和对所有思考过程回忆不完整的风险[38]。总而言之，口头探询是一种强大的方法，尽管访谈者的经常打断可能会改变受访者的态度，使其不再像正常情况下那样对某个题项或整个调查进行作答。

实施认知访谈

只要经过正确的训练，任何计划开展调查的研究者都可以进行认知访谈。只需要一个能够进行访谈的安静环境、一台录音设备和一份写有试探性问题的提纲，就可以开展认知访谈了。在选择访谈对象时，调查设计者应该寻找与目标调查人群相似的个体。有效的认知访谈数据可以通过访谈调查人群中的几位成员来获得：样本可以少至五六人，也可以多达几十个人，这取决于具体的时间和资金[19]。尽管在招募受试者时，通常不需要证明拥有统计学意义上的代表性，但理想情况还是在时间和成本的实际限制之下，能够招募各种类型的人对调查进行预测试[37]。之后，这些通过认知访谈获取的定性数据将为修订题项和调查范围提供信息，最终目的是在调查正式启动之前发现潜在的问题，从而创建一项含有高质量题项、条理清晰、易于理解的调查。

构建调查条目对照表

- ☐ 考虑每个题项的基本决策点
  - ☐ 适合抽样人群的语言
  - ☐ 疑问句 *vs.* 陈述句
  - ☐ 回答选项的类型
  - ☐ 回答选项的数量
  - ☐ 非实质性回答选项
  - ☐ 题项的方向
  - ☐ 开放式题项
- ☐ 认识每个题项在认知反应过程模型中的潜在问题
  - ☐ 理解
  - ☐ 检索
  - ☐ 判断 / 估计
  - ☐ 回答
- ☐ 发送一份工具草案供专家评议
  - ☐ 内容专家
  - ☐ 调查设计专家
  - ☐ 其他利益相关者
- ☐ 进行认知访谈
  - ☐ 出声思维法
  - ☐ 口头探询法
- ☐ 进行小型试点研究

参考文献

1. Tourangeau R. The survey response process from a cognitive viewpoint. *Quality Assurance in Education*. 2018;26(2):169–181.
2. Jabine T, Straf ML, Tanur JM, Tourangeau R, eds. *Cognitive Aspects of Survey Design: Building a Bridge Between Discipline*. Washington, DC: National Academies Press; 1984: 73-100.
3. DeMaio T, Landreth A. Do different cognitive interview techniques produce different results? In: Presser S, Rothgeb JM, Couper MP, Lessler JT, Martin E, Martin J, Singer E, eds. *Methods for Testing and Evaluating Survey Questionnaire*. Hoboken, NJ: Wiley; 2004:891–908.
4. Tourangea R, Rips LJ, Rasinski K. *The Psychology of Survey Response*. Cambridge, UK: Cambridge University Press; 2000.

5. Schwarz N, Bless H. Constructing reality and its alternatives: assimilation and contrast effects in social judgment. In Hillsdale NJ, Martin LL, Tesser A, eds. *The Construction of Social Judgments*. 1992:217–245.

6. Burton S, Blair E. Task conditions, response formulation processes, and response accuracy for behavioral frequency questions in surveys. *Public Opin Q*. 1999;55(1):50–79.

7. Galesic M, Tourangeau R, Couper MP, Conrad FG. Eye-tracking data: new insights on response order effects and other cognitive shortcuts in survey responding. *Public Opin Q*. 2008;72(5):892–913.

8. Krosnick JA. Survey research. *Annu Rev Psychol*. 1999;50:537–567.

9. Krosnick JA. Response strategies for coping with the cognitive demands of attitude measures in surveys. *Appl Cognitive Psychol 1991*. 1991;5(3):213–236.

10. Tourangeau R, Sun H, Conrad FG, Couper MP. Examples in open-ended survey questions. *Int J Public Opin Res*. 2017;29(4):690–702.

11. Peytchev A, Conrad F, Couper M, Tourangeau R. Increasing respondents' use of definitions in web surveys. *J Official Stat*. 2010;26(4):633–650.

12. Leech GN. *Principles of Pragmatics*. New York: Pearson; 1983.

13. Costa PT, McCrae RR. From catalog to classification: Murray's needs and the five-factor model. *J Pers Soc Psychol*. 1988;55:258–265.

14. Goldberg LR. An alternative "description of personality": the big-five factor structure. *J Pers Soc Psychol*. 1990;9: 491-401.

15. Gehlbach H, Artino Jr AR. The Survey Checklist (Manifesto). Acad Med. *2018*;93:360–366.

16. Saris WE, Revilla M, Krosnick JA, Shaeffer EM. Comparing questions with agree/disagree response option to questions with item-specific response options. *Surv Res Methods*. 2010;4:61–79.

17. Digman JM. Personality structure: emergence of the five-factor model. *Annu Rev Psychol*. 1990;41: 417–440.

18. Gehlbach H. Seven survey sins. *J Early Adolesc*. 2015;35:883–897.

19. Artino AR, LaRochelle JS, DeZee KJ, Gehlbach H. Developing questionnaires for educational research: AMEE Guide No. 87. *Med Teach*. 2014;36:463–474.

20. Elig TW, Frieze IH. Measuring causal attributions for success and failure. *J Pers Soc Psychol*. 1979;37(4):621–634.

21. Miethe TD. The validity and reliability of value measurements. *J Psychol*. 1985;119(5):441–453.

22. Groves RM, Dillman DA, Eltinge JL, Little RJA, eds. *Survey Nonresponse*. Hoboken, NJ: Wiley; 2002.

23. Dillman DA, Smyth JD, Christian LM. *Internet, Phone, Mail, and Mixed-Mode Surveys: The Tailored Design Method*. 4th ed. Hoboken, NJ: Wiley; 2014.

24. Cook DA, Beckman TJ. Does scale length matter? A comparison of nine- versus five-point rating scales for the mini-CEX. *Adv Heal Sci Educ Theory Pract*. 2009;14:655–664.

25. Weng L-J. Impact of the number of response categories and anchor labels on coefficient alpha and test-retest reliability. *Educ Psychol Meas*. 2004;64:956–972.

26. Christian LM, Dillman DA. The influence of graphical and symbolic language manipulations on responses to self-administered questions. *Public Opin Q*. 2004;68(1):57–80.

27. Stern MJ, Dillman DA, Smyth JD. Visual design, order effects, and respondent characteristics in a self-administered survey. *Surv Res Methods*. 2007;1(3):1–11.

28. Israel GD. Effects of answer space size on responses to open-ended questions in mail surveys. *J Official Stat*. 2010;26(2):271.

29. Chaudhary AK, Israel GD. Influence of importance statements and box size on response rate and response quality of open-ended questions in web/mail mixed-mode surveys. *J Rural Soc Sci*. 2016;31(3):140–159.

30. LaDonna KA, Taylor T, Lingard L. Why open-ended survey questions are unlikely to support rigorous qualitative insights. *Acad Med*. 2018;93(3):347–349.

31. De Bruijne M, Wijnant A. Improving response rates and questionnaire design for mobile web surveys. *Public Opin Q*. 2014;78:951–962.

32. Christian LM, Parsons NL, Dillman DA. Designing scalar questions for Web surveys. *Sociol Methods Res*. 2014;37:393–425.

33. Mccoach DB, Gable RK, Madura JP. *Instrument Development in the Affective Domain: School and Corporate Applications*. 3rd ed. New York: Springer; 2013.

34. Rubio DM, Berg-Weger M, Tebb SS, Lee ES, Ruach S. Objectifying content validity: conducting a content validity study in social work research. *Soc Work Res*. 2003;27(2):94–104.

35. McKenzie JF, Wood ML, Kotecki JE, Clark JK, Brey RA. Research notes. *Am J Health Behav*.

1999;23(4):311–318.

36. Karabenick SA, Woolley ME, Friedel JM, Ammon BV, Blazevski J, Bonney CR, De Groot E, Gilbert MC, Musu I, Kempler TM, Kelly KI. Cognitive processing of self-report items in educational research: do they think what we mean? *Educ Psychol*. 2007;42(3):139–151.

37. Willis GB, Artino AR. What do our respondents think we're asking? Using cognitive interviewing to improve medical education surveys. *J Grad Med Educ*. 2013;5(3):353–356.

38. Drennen J. Cognitive interviewing: verbal data in the design and pretesting of questionnaires. *J Adv Nurs*. 2003;42(1):57–63.

建立证据

David A. Cook，MD，MHPE

在研究者开发调查工具的某一个时刻，将会（或至少应该）想到一个问题：调查结果是否有足够的效度证据来支撑？讨论效度话题常常使调查设计者（研究人员和教育工作者）心中产生一种畏难情绪。效度问题不可以忽略，但这并不是说它一定很复杂或令人苦恼。本章将揭开效度问题的神秘面纱，并介绍一种用于支持调查结果效度证据收集的实用方法。与其他章节略有不同的是，本章需要在实际步骤开始之前，对相关的基础概念进行解释。不过概念回顾还是相当简短，可以查询其他资料从而了解得更加全面[1-5]。本章首先介绍了有关三个主流效度框架的概念，然后详细讲述如何使调查更可信，最后使用贯穿本书的调查示例（见**本书引言**）来说明如何逐步验证。

效度、效度验证和证据

效度的正式定义是"已有证据和理论在多大程度上解释了调查所考察的内容（得分）"[4]，但出于实用的目的，可以认为效度表示调查结果的准确程度。如果调查设计者被要求在法庭上或在朋友面前为他的调查结果辩护，那么设计者能说些什么来说服听众他的结果是可靠的呢？他也许会对编制、测量以及修改题项的过程进行详细描述。需要注意的是，有关特定话题的回答一般会以合乎逻辑的方式整合在一起（也就是说一个特定的人，其回答始终是高回应或低回应的模式），或者设计者还会说，在调查正式实施之前进行了一项小型验证研究，结果显示受访者在 1 周后再次接受调查时回答的答案很相似，而且这两次分量表的得分也与另一个（更长的，但并非调查最终使用的）量表的得分有强相关性。调查设计者也许还会指出，调查结果可能只与特定的受访者样本（例如，澳大利亚的医生）有关，并承认若该工具包含一些关于国家政策的特定问题则会更好。

这个简短的例子说明了几个要点。首先，效度并不是调查工具的固定属性，同一个调查工具，当其调查的对象是澳大利亚的执业医生时，可以得到有效的（有用、可靠的）结果，但如果调查对象是护士、医学生或其他国家的医师时，则可能产生偏倚或得到非常荒谬的结果。因此，简单谈论"有效工具"是不合适的（尽管包括知名学者在内的人们经常这样做）；相反，我们应该讨论有效的分数（或结果），或者更具体一点，是在特定环境中基于调查结果的**效度推断、结论或决策**。

其次，效度不是一个"要么全有，要么全无"的论断。调查得到的结果可能足以支持一些结论是有效准确的，但却不能支持其他结论。例如，政治类调查可能正确反映一个政党的观点，但不能正确反映总人口的观点。所以一些人可能会被说服，而另一些人仍然持怀疑态度。

再次，之前描述的调查程序和实证结果可以成为证据，用以证明调查结果的有效性。试图说服人们的过程有助于调查设计者厘清证据，并呈现出连贯、真实和完整的总结。我们将其称之为**效度论证**。

最后，在阐述论据时，呈现多条效度证据会很有帮助。

因此，效度是基于证据的论证，而**效度验证**则是指计划、收集和解释效度证据的过程。我们经常读到或谈起"已验证的工具"，但"已验证"这一标签只能表示已经进行了验证，而使用了哪种验证过程却没有被告知，更不用说验证的结果（或许证据根本就是不利的）、验证的情境 / 人群以及决策了。

⟶ 经验之声

> 永远不要使用"有效的工具"（valid instruments）或"经过验证的工具"（validated instruments）等类似的词语。更准确的措辞可能是："在这种情况下，可以证明调查工具的结果提出的解释（或结论、决策）是合理的"，或者"有充分证据支持基于结果得到的解释是有效的……"，或者直接说"结果的有效性得到证据支持……"

效度证据和效度验证框架

用来支撑效度论证的证据可以通过多个渠道获取。准备有说服力的效度论证需要深思熟虑的规划。目前，有几个理论框架可以用来指导如何制定这样的规划。本节主要介绍经典效度框架、五大来源框架（也称 Messick's 框架）和四大推断框架（也称 Kane's 框架）。

经典框架

"经典"效度验证框架至少能够分为三种不同"类型"的效度：内容效度、结构效度和校标效度（可进一步细分）（表 8）。**信度**也是该框架的一部分，尽管它通常不被视为效度的一种类型。有些人将"表面效度"称为第四种效度类型。但表面效度其实并不算是一种单独的效度类型[2, 6]。一些被贴上表面效度标签的概念实际上属于内容效度；其余通常都是粗略的表层现象，与调查结果的有效性和准确性无关。

表 8 ■ 经典效度框架

效度的类型	定义	证据示例
内容效度	调查题项构成了一份与所测量领域相关且与其具有代表性的样本	编写题项和抽样
效标效度（包括关联效度、同时效度和预测效度）	调查结果与一些（通常是假设的）"真实情况"（即效标）相关	和权威标准的相关性
结构效度	基于某种心理建构的回答，（当不存在明确效标时）会与预期不完全相同	与另一个相同概念的测量结果之间的相关性 因子分析 在样本人群中随着时间的变化性或稳定性（依情况而定）

经验之声

所以不要再讨论"表面效度"了，因为它要么是"内容效度"（或最好称之为内容证据），要么是无关紧要的。

经典框架虽然被许多人所熟知，但也存在问题和局限性。第一，归根结底实际上只存在一种"类型"的效度：推断的有效性。内容效度、结构效度和校标效度最好被视为支撑整体效度的不同证据来源。第二，信度在调查工具验证中的重要地位受到公认，但它并不完全属于三种效度类型中的任何一种。第三，已经有专家发现，还有其他来源的效度证据没有体现在经典框架的概念中。因此这一框架是不完整的。这个框架仍然广为青睐，所以使用它也无可厚非，但接下来所介绍的当代所用的框架通常更受欢迎。

五大来源（Messick's）框架

当今众所周知的"五大来源"框架由 Messick 在 1989 年首次提出，随后经修订，于 1999 年被美国教育研究协会（American Educational Research Association，AERA）、美国心理协会（American Psychological Association）和美国国家教育测量委员会（National Council on Measurement in Education）认定为该领域的一大标准（2014 年再次确认）[4]。该框架鉴别了效度证据的五大来源[2, 4, 7]，这些效度证据与经典框架也有部分联系（表 9）。

表 9 ■ 效度证据的五大来源框架

证据来源	定义	证据示例
内容	"测量的内容与它所要测量的构念之间的关系"[4]	编制调查题项、回答选项和得分规则的过程（如专家小组、先前介绍的调查工具、测试计划、试点测试）
内部结构	调查中题项之间的关系，以及它们如何与所测量的内容相关联	内部一致性信度 评分者间信度 因子分析
与其他变量的关系	"这些关系在多大程度上与测试分数所解释的基本构念相一致"[4]	与另一个相同构念的测量结果之间的相关性 在样本人群中随着时间的变化性或稳定性（依情况而定）
回答过程	"构念与受访者回答时行为细节的契合程度"[4]	分析受访者在评价期间的想法或行动（如出声思维法） 调查质量控制、安全性
后果	"测评带来的影响，无论是有益的还是有害的、想要的还是不想要的"[16]	评价对学习的影响：直接影响（例如测试强化学习）；间接影响（对学习的勉励，适当的反馈所提供的支持） 基于评价结果的辅导效果良好 对教师的影响（例如提高了教学技能或修改课程目标的动力）

注：更多信息和示例见下一节[2, 7, 17]

前三类证据来源与经典框架中的概念很相似。内容证据本质上与之前使用的内容效度概念是一致的。**内容证据**由调查过程组成，这些过程改善了调查题项（包括问题和回答选项）清晰且完整地刻画相关领域或概念（我们称之为构念）的可能性。**内部结构证据**使用信度分析、因子分析和分数分布分析（题项分析和题项功能差异分析）等方法来评估各个评价题项之间以及与预期的构念之间的关系。**与其他变量关系证据**评估了调查结果与其他测量手段或与受访者人口统计学信息之间的关联。这些分析与效标效度、结构效度等经典观念有密切联系。

"五大来源"框架中剩下的两大证据来源则是经典框架没有提及的。一个是**回答过程证据**，它评估受访者实际是如何理解和回答问题的（即他们的思考过程），用来寻找那些与调查目的不匹配的地方。可能影响回答质量的一些情况有措辞不当的表述或问题、混乱或误导性的排版，以及不合适的回答选项框架（范围和措辞）（详情请参阅**第二步：构建调查**）。另一个是**后果证据**，侧重于观测调查题项本身对目标受众的影响（有益的或不利的）。从后果这一角度来看，一个能够体现调查结果最终效度的象征就是调查的发现能够带来多大程度上有意义的、所需要的改变。尽管五大来源框架在确定证据来源方面是非常全面的，但对于如何确定在某一给定情况下要优先使用哪个证据，它几乎没有提供任何指导建议。

四大推断（Kane's）框架

第三个效度框架，也是最近开发的，即 Kane 提出的"四大推断"框架（表10），它可以帮助调查设计者有逻辑地组织和确定需要优先使用的证据。为了实现这些，该框架完全抛弃了经典框架和"五大来源"框架中使用的概念和术语，并引入了一种全新的范例。因此，在第一次学习"四大推断"框架时，直接忽略之前学习的框架就好，从全新的空白状态开始，不要尝试将旧框架的内容与 Kane 框架一一对应。

表 10 ■ 四大推断效度框架

效度推断	定义（假设）*	证据示例
评分	利用观测得分或书面描述，充分地捕获行为中的关键方面	编写和评估（基于实证的方法）题项措辞、回答选项和给选项评分的过程 评分者的选择和培训
概化	总得分或相关表述的整合，反映测量领域中的所有行为表现	抽样策略（例如测试计划）和样本量 内部一致性信度 评分者间信度
外推	在测试场景中得到的分数或相关表述的整合，反映出真实生活场景中有意义的行为表现	情境的真实性 与类似构念测量的相关性，特别是在现实生活中的相关性 与不同构念测量的相关性（或缺乏相关性） 专家与新手的比较 因子分析（概念上与所提出的构念一致）
影响／决策	测量得到的行为可以为制定有意义的决策或行动计划提供合理的基础	详见表9中的"后果"

注：参见 Kane[5] 和 Cook 等[3] 以获取更多细节和案例
* 每一种推断都反映了关于评价结果建立和使用的假设

🔘 **经验之声**

在学习"四大推断"框架时，最好像一张白纸一样重新开始，而不要试图将经典框架或"五大来源"框架中的概念映射到"四大推断"框架上，因为这根本行不通。

从本质上讲，这四个推断代表了调查过程中容易出现偏倚（无效力）的关键阶段，从观测任何所考查的内容开始，一直到调查结果带来的后果或影响才结束。每道调查题项都是想要测量某些东西：信念、一件过去或预期的事件（如开具处方）、特征（如身高）或者资质（如知识）等。我们姑且把这样一种可以测量某样东西的行为称为**观测**。假定受访者作出的回答（如李克特式量表、多项选择题、自由文本题）是对观测的一种准确度量。那么将几个题项的答案进行结合，就可以认为它较为完整地刻画出了我们所观察的对象（基于受访者的角度），从而假设现实的某些表象得到了体现，然后基于这种对现实的描绘，就可以合理地做出一项决策或采取一项行动。例如，在测量焦虑时，首先对单个的自我评价式题项进行计分；接着把该题得分与其他题项得分加总，得到一个可以用来反映焦虑的临床状态的总分，并基于该分数决定是否让患者转诊，使其接受精神方面的治疗。

当然，出于很多原因，这些假设大概率不可能永远完全正确。因此，这四个步骤中的每一个步骤所得到的推断都可能是不正确的。受访者的观测评分记录可能存在缺陷，因为感知会存在偏差或者记录的程序不正确（**评分推断**）。如果受访者们都忽略了观测的一个重要方面，那么这些回答的综合得分可能会存在缺陷（**概化推断**）。即使观测是准确的，但如果不能完全准确地描述整个真实环境，那么这些综合得分也会因情境不同而有所出入（**外推推断**）。甚至如果缺乏与当下所做决定相关的信息，那么也会出现错误（**可能的影响 / 决策推断**）。Kane's 框架依次评估了这四个推断，并提出一些可用于检验相关假设可靠程度的证据。这种方法引导调查设计者优先考虑推理链条中最薄弱的环节，这比从证据来源着手再向上回溯的方法要好。不过需要注意的是，这种优先级排序并不一定遵循推断的顺序（例如，支撑评分的证据并不一定比支撑概化的证据拥有更高的优先级）。想要更多地了解"四大推断"框架的读者可以查阅其他更多的资料[3, 8]。

框架的选择

这些框架中没有向来就是"最好的"，或是现阶段被视为普遍标准的，在这种情况下，如何选择框架？尽管美国教育研究协会（AERA）将"五大来源"框架确立为该领域的标准，但目前这三种框架都在使用，权衡每种方法的优势和劣势仍取决于个人选择。经典框架在概念和实践上都有局限性，但其优势是应用广泛和众所周知。五大来源框架解决了经典框架的许多局限性，并保留其中的几个概念，这有助于那些只熟悉经典框架的人进行交流。但"五大来源"框架仍旧没有给出一个明确的方法来确定证据的优先级。"四大推断"框架的优势就是帮助调查设计者确定所需证据的优先级，但是这个框架代表了一个全新的范式，并且引入的概念与前两个框架无法直接对应，因此可能会影响其采用率。

在选择框架时，需要考虑受众（他们最熟悉哪个框架？他们会期待和理解哪一类型的证据？）、最终的效度论证所需要的复杂度和完整度（更加稳健的验证工作需要一个更现代化的框架），以及自身的技能和舒适度。在可能的情况下，建议使用更现代的框架（"五大来源"框架或"四大推断"框架）。

内部结构与概化

用于支撑内部结构（"五大来源"框架）和概化（"四大推断"框架）的证据，大多来自于对信度和因子结构得分的分析。信度和因子分析在经典框架中也很重要，但正如之前所述，它们与三种效度类型中的任何一种都不完全吻合。

信度

信度通常被认为是稳健性评价中的一大基本要素，是效度证据的一个必要但不够充分的来源。信度指的是两个及以上观测结果的可重复性或一致性，这些观测旨在度量同一个结构。"观测"一词可以指代各种类型的评价活动，包括对一项调查或单个测试题项（例如多项选择题）的回答、在临床技能考核站的表现、技能考核站考官的评分或一项测试的总分。当考查其中一些评价活动的信度（可重复性）时，会使用如下的分类：内部一致性信度（题项与题项之间）、站间信度（不同站点之间）、评分者间信度（不同评分者之间）和重测信度（同一份调查先后测量结果之间）。一个给定的观测通常包含几个复制或可以被复制而来的前提条件（例如临床技能考试可能由几个站点、每个站点的评分者、站点评分者使用的包含几个题项的评分表）。我们将这些前提条件（站点、评分者、题项）称为观测要点。

尽管人们常说"信效度"，但需知信度只是效度证据的几个来源之一，理论上是"五大来源"或"四大推断"框架构建的效度的组成部分。

在考虑如何分析信度时，问两个问题会很有帮助：①从一个观测到另一个观测，其间有何改变？②这些观测是否旨在度量同一个构念？对于问题1来说，关键在于弄清楚哪些要素正在变化：是题项、站点、评分者、日期还是其他要素？多个要素可以被同时考查。例如，在一场技能考试中，有三个考核站，每个考核站配有两名考官，每位考官都使用一份含有5道题项的量表，通过该量表可以测量题项间信度（即所熟知的"内部一致性"）、评分者间信度和站间信度。所以在这种情况下，笼统地使用"信度"一词会让读者感到困惑。而且在很多时候，只关注这些信度中的一种是不够的。

第二个问题（即观测是否衡量同一构念）甚至更加重要，而且通常更难回答。对于某些测量来说，如测试知识水平的多项选择或测量幸福感的调查问卷，其测量的构念非常明显，因此问题2的答案也是显而易见的。在其他情况下，通常是调查研究中，问题2的答案就不那么明显了。假设有一项调查，其中问题12问的是："您多久进行一次在线学习？"问题13问的是："您多久使用一次模拟任务训练器进行学习？"这些题涉及的构念——在线学习和模拟任务训练器——是相同的吗（即都属于"教育技术"型）？或者它们是不同的（进行在线学习和使用任务训练器有很大的区别）？答案取决于该调查项目的总目标以及调查设计者试图传达的讯息。如果这些题涉及的构念被认为是不同的，那么计算这些题的内部一致性就没有意义了。

➡ 经验之声

调查设计者的调查工具常常含有多个子量表或涉及多个领域，每个子量表分别测量一个不同的构念（有时甚至会使用因子分析等经验性证据来证明这一点），接着汇报调查工具所有题项得分的内部一致性。通常来说，这种做法是没有意义的，所以应该避免。一项指导性原则指出，应单独报告每个子量表的信度，而不是调查工具中所有题项的整体信度。有一种例外情况，就是当子量表都在测试一个较为宽泛但仍然可以识别的构念时（例如，"心脏病学知识"测试可能包含缺血性心脏病、电生理学和心力衰竭的子量表，因此同时计算整个测试的信度和每个子量表的信度是合理的）。

尽管信度很重要，但请记住，它只提供一种形式的证据（"五大来源"框架中的内部结构或"四大推断"框架中的概化），在调查研究中，这甚至可能不是最重要的证据来源之一。而且信度和效度一样，是得分（而不是调查工具）的一个属性。

信度常常使用 0 ~ 1 的信度系数来报告[9]。信度系数可以理解为至少2个观测（两个题项、评分者、站点等）之间得分的相关性。计算信度系数的方法有好几种，但不同方法最重要的区别是预设需要包含多少个观测值来得到最终得分。例如，对于一场由 20 道多项选择题组成的考试，我们通常计算所有题项的平均分来得到考试的最终分数，并用同样的方法计算 20 个题项的信度；不过也可以单独考虑每个题项。再比如，在一系列有录像的程序性任务中，两位评分者评价 20% 的任务，而一位评分者评价剩余的 80%，那么了解单个评分者的信度就很有用；但如果我们使用两个评分者的平均分计算信度，有时也会得到很有趣的结果。有些信度系数（例如 Cronbach α）计算多个观测值（例如考试中所有题）的信度，而另一些信度系数（例如 κ）则评估单个观测值（例如单个评分者）的信度。还有一些方法，如 Spearman-Brown 公式，可以将一定数量观测值的信度系数转化为另一部分观测值的信度系数（比如计算 4 个评分者的信度，而不是 2 个）。在报告信度系数时，必须说明所包含的观测值数量具体有多少。

不过这些经常使用的方法也并非通用。有时报告一场多项选择题考试中单个题的信度，或者一组评分者彼此之间的信度也是完全可以的（有时甚至需要这么做）。然而，这些选择可能会影响对信度系数做出的解释，因为信度（几乎总是）随着观测值的增多而增强。对于 Cronbach α 系数来说，大于 0.7 通常被视为可以接受的最小值，而大于 0.8 通常是更理想的信度系数[10]。相比之下，对于 κ 系数来说，大于 0.2 的值被视为"勉强可以"，大于 0.4 被视为"中等"，大于 0.6 才算是"较为稳固"[11]。所以，警惕不要混淆不同信度系数的阈值解释！此外，还要小心不要把信度系数的阈值和经常见到的相关性系数（如 Pearson 相关系数）阈值弄混，对于相关性系数来说，大于 0.3 被归为"中等"相关，大于 0.5 就是"高度"相关了[12]。最后一点需要注意的是，如果得到的信度系数非常高（例如 Cronbach α 系数大于 0.9），这或许意味着需要减少一部分题项（可以使用主成分分析法，之后会在下一节进行介绍）。

因子结构

因子分析[13]用于考查调查工具中题项和调查工具拟测量的构念之间的关系。因子分析可以基于经验，确定那些旨在测量同一构念的题项聚类的实际程度。确认题项如预期的那样形成聚类后，说明这些题项可以（但没有证实）测量类似的构念（也就是预期需要测量的构念）。但是如果不能确认形成了预期想要的聚类（比如题目的载荷分布在错误的聚类"因子"上，或交叉分布在不同的因子上），就表明这些题项可能不适合测量预期的构念。虽然因子分析是许多验证工作的重要组成部分，但它可能与调查工具相关，也有可能与调查工具无关，这是因为题项间信度可能相关，也可能不相关。一项调查，若测量的是一个或几个已明确定义的构念（如倦怠、对患者安全的态度或质量改进方法的知识），那可能需要进行因子分析。相反，若一项调查由多个在概念上截然不同的题组成（如使用 15 个不同电子数据库的频率，或对 12 个社交软件用户友好度进行评级），那么因子分析可能没有意义。

主成分分析是另一种用于考查调查工具中题项和预期测量构念之间关系的方法，在概念上和因子分析类似（且常常与其混淆），但使用目的却完全不同。因子分析用于评估题项的聚类程度（潜在的因子结构），而主成分分析用于决定调查工具是否可以移除一些不那么相关的题项，并且是在没有对测量质量有实质性牺牲的情况下。与因子分析一样，主成分分析可能与给定的调查工具相关，也可能无关。如想了解更多关于因子分析和主成分分析的详细信息，读者可以参考其他资料[13-15]。

精心准备论证：规划、确定优先级和解释证据

如前所述，最好将效度视为基于证据的论证。准备这种论证分为两个阶段：一是

在最开始时确定需要收集什么样的证据；二是评估和整合实际收集的证据，形成一个简洁的概要和基本论点。Kane 将预先规划称为"解释-使用论证"（interpretation-use argument，IUA），将最终的评估称为"效度论证"（validity argument）。

规划和评估这些论证需要确定所需证据的优先级，而这又进一步要求我们找出最薄弱的环节（即最脆弱的假设）。不仅是证据的数量很重要，证据的相关性、质量和广度也很重要。例如（使用"四大推断"框架），得分的哪些方面最值得商榷（是受访者的记忆、回答选项的选择、还是调查的真实性——比如作弊）？概化（题目抽样和措辞、信度、所在领域内的因子结构）、外推（如题目抽样、对现实问题的描述），以及可能的影响（如与决策的相关性）这三个方面中的哪些点最为关键？在这一阶段，最好确认尽可能多的假设，然后确定它们的优先级。同样的任务也可以从五大证据来源框架的角度来推进：内容、回答过程、内部结构等方面的哪些点对于构建连贯的论证最有用？无论哪一个框架，IUA 都由最终优先考虑的一系列假设和理想证据构成。具体说明 IUA 的过程类似于陈述一个研究假设，并阐明通过经验研究检验该假设所需的证据。

一旦收集到了 IUA 所需的要点证据后，调查设计者就会将这些证据进行整理，并整合成一个效度论证、一个对经验研究结果言简意赅的总结，以及他们为什么同意或不同意先前的预测。通常来说，调查设计者需要根据自己预期的目的对效度做一个整体判断（如非常支持、不太支持、尚无定论或无法判断），但应该汇报足够的细节信息，以让读者能够形成自己的判断。

使用、修改和组合现有调查工具

在创建一个新调查时，采纳现成调查工具的全部或部分内容是极为普遍和恰当的，甚至是非常明智的。先前收集的关于一个现成调查工具（由调查工具设计者本人或其他人）评分的相关研究证据，完全可以被纳入现有研究的效度论证，但其所占的比重至少取决于两点。首先，以往研究的参与者、背景和条件与当前的调查研究在多大程度上相似？其次，以往研究和当前研究的预期用途或决策在多大程度上相似？来自多种背景（多项研究）的大量有利证据将会占有很大比重，但即便如此，现有证据（几乎）永远不够充分。调查设计者应该在 IUA 的指导下，有计划地采用一些策略来收集新的证据以填补空白。

一些常见的做法是修改现有调查题项的措辞或回答选项，使用现有调查工具的一个子量表，合并几个调查工具的部分或全部内容以生成一个新的调查工具。这些和其他的一些改进举措（如经过修改的调查工具或不同的投放方式）可能对效度有潜在的重大影响（在实际意义和统计意义上都显著！）。再次声明，先前的证据总是可以接受的，但其相关性和重要性将根据修改的类型和规模而有所不同。逐一考虑效度证据的所有来源以及修改可能带来的影响会有所帮助。例如，指示语的一个变化可能会改变回答的过程，而项目数量的变化很可能会改变信度。所以在某些情况下（比如对措辞进行了大量修改，只借鉴了少量题目，或者将几个调查工具的题项混合在一起），最好将调查工具当成全新的来考虑。幸运的是，一个或几个已有调查工具的原始基础仍然可以作为证据（如"五大来源"框架中的内容证据）。

效度验证八步法

前文所介绍的概化是理解效度验证过程的根本所在，而能够以切实可行的方式进行这一过程同样也很重要。Cook 和 Hatala 提炼出一种含有八个步骤的效度验证方法[1]，该方法适用于前文描述的所有效度框架。下一节将介绍这种方法的基本要点，并在"五大来源"框架的视角下，借助示例调查（详情请参见**本书引言部分**）来说明如何使用这种方法。这种方法很少能够一蹴而就；相反，稳健的效度验证通常会在某些或所有步骤中进行几次循环。

1. 建立构念和拟定解释

效度验证工作始于阐明所测量的内容。在本书的调查示例中，需要阐明希望关注的是物质滥用的哪些方面：是否需要测量关于物质滥用的看法、物质滥用史、有关物质滥用影响的知识、提供专业咨询的能力、就物质滥用为患者提供建议的频率，抑或是将上述某些方面整合后加以测量？了解这一宏大主题的每一个方面都需要一系列完全不同的调查问题。有时，单独考虑（和效度验证）每一个方面是比较有利，至少是在初始阶段。然而，在某些情况下，调查工具必须作为一个整体进行验证，因为其不同的组成部分可以相互影响（比如在调查早期询问个人史可能会影响后续关于信念问题的回答）。在本示例中，我们将对个人的物质滥用史进行评价。

2. 明确预期的决策

尽管阐明预期的解释至关重要，但也许更相关的问题是：收集这些信息的目的是什么？清楚该问题的答案（预期的决策）将指导其他大多数验证工作中的选择。是利用调查得到的信息来改变政府关于物质滥用的政策，还是找出学校课程的差距，抑或是鉴别有哪些尚未满足的社会支持需求？在本示例中，重点关注的将是鉴别那些尚未满足的社会支持需求。

3. 定义 IUA 并确定所需效度证据的优先级

对调查得分进行解释，在多个有关调查分数实际含义的假设的基础上，做出决策。我们需要识别这些假设，确定它们的优先级，并计划如何验证它们（即我们可以收集哪些证据来支持或驳斥这些假设？）。这样的推理链条就构成了 IUA[8]。

对于大多数调查来说，稳健的内容证据必不可少：相关领域（话题、主题、概念、构念）、子领域和单个题项是如何选择的？是谁核实了每个调查题项的措辞和相应的指示说明？为什么选择了该种回答选项格式而不是其他格式？试点测试的范围有多大？试点后对调查工具的改进工作有多认真仔细？上述所有问题都必须得到解决。

对 IUA 的进一步规划可能还会需要对调查目的和组成部分进行更清晰的阐释。例如，在考虑内部结构证据时，如果调查中有题项考查物质滥用的知识，那么计算这些题项彼此间的信度就很有意义。同样，如果调查中有题项询问有关物质滥用的态度，那么计算信度和因子分析都可能很有帮助。相比之下，个人接触各种物质滥用的经历频率这类问题可能就无法使用信度或因子分析。但通过评估知识、态度、个人经历或其他变量（如培训年限、家庭背景等）之间（假设存在的）特有的联系来探索与其他变量的关系也许是可行的。这个规划阶段的成果就是关于调查组成部分的详细图景、调查所预测的相互联系，以及（最重要的是）这些关系将怎样说明决策的效度；所有这些都可能发生在编写调查题项之前（更不用说测试或正式投入使用了）。这样的计划如果能有统计学家、心理测量学家或其他有经验的方法论专家的参与，将获益匪浅。

4. 确定候选调查工具，创建或改编新调查工具

只要有可能，尽量根据现成的调查工具来创建新调查工具，而不是从头做起。有时，一项调查可以简截了当地全部采用以前使用过的调查工具；有时也可以将几个调查工具（或者一个或多个调查工具中选出的题项）整合。在某种程度上，如果原始的调查工具本身开发得很好，那么完全使用或部分使用该工具是可以提供内容证据的。而且寻找其他调查工具的事实，努力检索、筛查和挑选备选调查工具的过程也提供了内容证据（即证明已经找出了最合适的调查工具，而不是简单地选择一个作者自己熟悉的调查工具）。挑选调查工具时可以考虑其题项间的相关性、先前使用的背景以及已有效度证据的特征。即使是那些最终没有被采用的调查工具也可以对新题项的开发有所帮助，因为它们可以就题项编写过程、可能测量的概念和主题以及创建题项的特别技巧提供一些建议。

尽管有些题项、回答选项或指示说明可能需要修改，但所有的更改都应经过审慎思考，并尽可能减少更改。严格来说，任何修改（挑选、整合、重新排序或重新措辞题项和说明）都是在创建新的调查工具，所以之前的证据（在严格意义上）都是不相关的。尽管如此，在实践中，考虑已有的证据还是极其有用的（实际上是必不可少的）；而且改动的地方越少，应用证据时在逻辑上的跳跃越小。有关创建调查工具的更多详细信息，请参见"**第二步：构建调查**"一章。

5. 评估现有证据并根据需要收集新证据

一旦确定要采用一个或多个现成的调查工具，其中每一个调查工具的效度证据都要仔细鉴别并进行评估：可获得的证据能够在多大程度上满足 IUA（验证步骤 3）确认

的首要证据需求？修改或整合调查工具势必会影响证据的相关性，而新调查所应用的特定背景同样也会有影响。不过，仔细思考现有证据不仅可以发现存在的差距，还可以为如何弥补这些差距提供建议。

根据最终使用的调查工具是全新的还是改编的，以及现有的证据基础是否存在差距，正如 IUA 指示的那样，会需要收集新的效度证据。这些新的证据通常来自试点测试以及调查在实际实施过程中收集的数据。

沿用本书引言部分介绍的示例，如果能够找到拥有稳健内容证据和效度证据的调查工具，那么大概率就可以依托这些调查工具已有的内容证据；此外，还需要描述在寻找调查工具和相应证据的过程中检索过的资源，而且这种描述本身就可以作为一大证据。不过，我们还是比较希望按照验证步骤 3 计划的那样，重复信度和因子分析，并跟进和其他变量之间关系的新探索。

6. 跟进包括成本在内的现实问题

尽管和诠释调查得分含义并不直接相关，但和调查发展、实施和分数解释等一些实际问题相关的信息对于调查设计者（即最初的调查团队和将来可能会改编该调查工具并应用的其他研究者）来说会很重要。实施调查的开销、技术问题以及后勤保障等方面面临的问题，需要和调查所收集信息的有用性放在一起进行权衡和考虑。在本书示例中，我们想要分别记录印发、邮寄纸质调查问卷所需的费用，以及准备、管理电子调查问卷的费用。

7. 形成或整合与 IUA 相对的效度论证

在收集了效度证据后（验证步骤 5），就要将证据整合，然后与 IUA 中所规划的证据进行对比。最后形成的综合论据就构成了效度论证。

8. 做出判断：证据是否支持预期目的？

最后一步是解释效度论证，并针对预期做出的解释和决策将在多大程度上得到调查得分的支持进行判断。

就本书的例子来说，验证步骤 7 和 8 将最终判断调查得分是否能够充分反映医学生关于物质滥用的知识、态度和个人经历，从而使我们可以信任调查结果；如果不是，那么该调查的哪些因素应被谨慎地解释？

汇报效度验证工作

调查设计者经常想知道如何以及在哪里报告他们的效度结果。但关于这一点是没有一套标准程序的，事实上汇报的方式和位置可能会根据作者和期刊的喜好而有所不同。一般来说，大多数调查研究都在"方法"部分对内容证据进行呈现（包括对以往调查工具的描述、任何以往报告过的效度证据、形成证据的过程以及对任何新开发题项的最终描述）。当然也存在一些例外：对于那些格外注重调查工具本身（即效度研究）而非调查结果的研究来说，对以往调查工具的描述可能会放在"引言"部分（作为研究背景，旨在证明当前研究效度的必要性）；而对于一个以使用稳健的定量方法来开发调查题项的研究来说，相关发现可能就会在"结果"部分进行汇报。

　　关于效度证据的其他来源，一个较为实用的通用原则是：如果验证是为了支撑调查研究的主要目的（比如展示调查结果），那么大多数验证结果可能最适合放在"方法"部分。相反，如果验证是研究的主要目的（例如开发和测试一种新调查工具），那么验证结果最好放在"结果"部分。

效度验证八步法总结

- □ 建立构念和拟定解释。
- □ 明确预期的决策。
- □ 定义解释-使用论证（IUA），并确定所需效度证据的优先级。
- □ 确定候选调查工具，创建或改编新调查工具。
- □ 评估现有证据并根据需要收集新证据。
- □ 跟进包括成本在内的现实问题。
- □ 形成或整合与 IUA 相对的效度论证。
- □ 做出判断：证据是否能支持预期目的？

参考文献

1. Cook DA, Hatala R. Validation of educational assessments: a primer for simulation and beyond. *Adv Simul (Lond)*. 2016;1:31.
2. Cook DA, Beckman TJ. Current concepts in validity and reliability for psychometric instruments: theory and application. *Am J Med*. 2006;119:166.e7-16.
3. Cook DA, Brydges R, Ginsburg S, Hatala R. A contemporary approach to validity arguments: a practical guide to Kane's framework. *Med Educ*. 2015;49:560–575.
4. American Educational Research Association, American Psychological Association, National Council on Measurement in Education. *Standards for Educational and Psychological Testing*. Washington, DC: American Educational Research Association; 2014: 11-31.
5. Kane MT. Validation. In: Brennan RL, ed. *Educational Measurement*. Westport, CT: Praeger; 2006: 17–64.
6. Downing SM. Face validity of assessments: faith-based interpretations or evidence-based science? *Med Educ*. 2006;40:7–8.
7. Cook DA, Zendejas B, Hamstra SJ, Hatala R, Brydges R. What counts as validity evidence? Examples and prevalence in a systematic review of simulation-based assessment. *Adv Health Sci Educ*. 2014;19:233–250.
8. Kane MT. Validating the *Interpretations and uses of test scores*. *J Educ Meas*. 2013;50:1–73.
9. Traub RE, Rowley GL. An NCME instructional module on understanding reliability. *Educational Measurement: Issues and Practice*. 1991;10(1):37–45.
10. Downing SM. Reliability: on the reproducibility of assessment data. *Med Educ*. 2004;38:1006–1012.
11. Landis J, Koch G. The measurement of observer agreement for categorical data. *Biometrics*. 1977;33:

159–174.

12. Cohen J. *Statistical Power Analysis for the Behavioral Sciences*. 2nd ed. Hillsdale, NJ: Lawrence Erlbaum; 1988.

13. Floyd FJ, Widaman KF. Factor analysis in the development and refinement of clinical assessment instruments. *Psychol Assess*. 1995;7:286–299.

14. Kline P. *An Easy Guide to Factor Analysis*. New York: Routledge; 1994.

15. Gorsuch RL. *Factor Analysis*. 2nd ed. Hillsdale, NJ: Lawrence Erlbaum; 1983.

16. Cook DA, Lineberry M. Consequences validity evidence: evaluating the impact of educational assessments. *Acad Med*. 2016;91:785–795.

17. Downing SM. Validity: on the meaningful interpretation of assessment data. *Med Educ*. 2003;37: 830–837.

实施调查

Andrew W. Phillips，MD，MEd　　Steven J. Durning，MD，PhD
Anthony R. Artino，Jr.，PhD

本章目录			

　　实施调查的方法有很多种，从街角的面对面访谈到全世界任何人都可以下载的特定应用程序。从最初发送调查表到收到反馈，这一过程充满了失去潜在应答者的可能。本章介绍了该过程中的关键点，包括一些可以使调查设计者（教育工作者和研究人员）和受访者的回应最大化和负担最小化的技巧。实施调查策略的第一部分是确保将调查表发放给受访者。例如，如果调查表在寄送中丢失，就会导致丢失一位受访者。第二部分是能够以促进受访者确认接收调查表的方式呈现调查，并说服潜在的受访者完成调查。虽然这一点听起来是理所当然的，但是在当今信息过载的时代，这并非易事，有超过 10% 的人甚至不会意识到他们收到了一份调查[1]。

调查媒介

　　调查表可以通过纸质邮寄（或蜗牛邮件①）、纸质亲手递送、电子邮件 / 网络、移动应用程序、即时观众反馈系统或访谈（电话或面对面）进行分发。在医学教育研究中，约有一半的调查是以电子方式分发的，只有不到 5% 的人使用了多种方式的组合[2]。表 11 总结了每种方式的优缺点和需要考虑的实际因素。

　　其中，一些媒介的缺点可以被削弱。表 12 列出了一些常用的扫描纸质调查问卷的方法，以减少调查问卷录入的时间。所有选项都涉及资金的投入，这些投入可能最好由学校或部门买单，以供许多用户支付个人使用的费用。表 13 列出了在线调查的常用

---

　　①　蜗牛邮件，snail mail，电邮使用者用其比喻普通邮寄。——译者注

表 11 ■ 实施调查的媒介

媒介	优点	缺点	实用说明
纸质邮寄[4, 9]	纸质文件更有可能带来填答动力 通常比电子方式产生更高的应答率（包括在更年轻的受访者中） 容易满足大型抽样的框架 视觉信息可以帮助说明在电话中不容易回答的问题［例如，当需要回答大量的定量（数字）细节内容时］	通常比电子版更昂贵和费时（特别费时的是将纸质数据转录为电子格式进行分析） 可能会在邮寄过程中丢失或放在办公室的邮箱中几个月看不到	对于大型或多机构抽样框调查，要使用扫描软件将数据转录为电子格式 考虑直接放在内部邮箱中，以减少成本和在邮寄中丢失的风险 提供一个预先写有地址、贴好邮票的寄回信封
面对面发放	纸质文件更有可能带来填答动力 保证能够送达 被认为具有最高的应答率，但这种观点至今没有实证证据支持	比电子方式更昂贵、更耗时 一些机构审查委员可能不会允许调查者亲自到场，特别是当调查者处于权力地位时（例如，教师对医学生进行调查）	对于需要召开实体会议（例如，医学院必修课程或晨间报告）的整个小组或班级的抽样框，这是一个不错的选择
电子：网络 / 电子邮件[5, 10]	需要的资源最少 通常情况下成本较低 可以用最清晰、简洁的方式呈现图片和图表，以及调查逻辑和具体题项	容易被忽视或无意中错过 一些受访者可能不会使用电子产品或者没有使用途径	将通过各种类型的电子设备访问，因此需要检查调查表在移动设备上是否能够正确地显示
电子：移动应用程序[5]	格式规范，适配许多潜在受访者的移动设备 可以发送应用程序中出现的提醒	在桌面设备上无法访问 开发的初始成本高（包括时间和金钱） 受访者必须愿意下载应用程序	可以考虑为了正在进行或者某个会被反复调查的抽样框（例如，医学院班级的纵向调查）而创建
观众反馈系统（ARS）[11]	具有严格的纳入 / 排除标准，因为只有在场的人才能参与 实时数据	具有严格的纳入 / 排除标准，因为只有在场的人才能参与 并非所有系统都能将数据导出为电子表格格式	可以作为数据收集的辅助方式，对收集数据很有帮助

（续表）

媒介	优点	缺点	实用说明
面对面（电话／互联网或访谈）[12]	非常有效地避免了受访者对题项的不理解 可以获得更多的叙述性回答 相对较高的应答率 高质量的数据；访谈者可以探究更完整的答案，并在访谈时进行验证检查 如果访谈者在场回答问题，可以提出更复杂的问题 避免基于先前答案呈现复杂跳题指示的需求	最耗费资源（时间和金钱）的选择 叙述性回答必须被转录出来 具有访谈员偏倚的风险（例如，训练不足，访谈者外貌、性别、年龄、种族、语气等）	常用于一般人群调查，例如街角调查或通过拨打电话号码进行政治投票

方案。此外，还有许多其他方案。在找到最适合特定项目的需求、预算和机构限制的方案之前，可能需要多尝试几个方案。

⏵ **经验之声**

> 通过社交媒体分发调查问卷，并要求人们发送给他们的朋友（转发、转贴等），这是一种滚雪球的技术，通常在难以招募受访者的情况下被使用。然而，这种方法具有普遍存在的局限性，并且无法计算出真正的应答率，因为无法知道有多少人真正地被邀请参与这项调查。

与邮寄纸质调查和互联网调查相比，纸质调查一再被证明具有最高的应答率，即使在20岁出头的年轻受访者中也是如此[3-5]。迄今为止，还没有证据明确比较过面对面纸质调查（例如，向教室里的潜在受访者发放调查问卷）与邮件或互联网调查。但据说，亲自向受访者发放调查问卷并给他们时间来完成调查，往往能获得最高的应答率。

比媒介本身更重要的是，调查设计者应考虑采用多种媒介。研究表明，即使在当前年轻人中普遍存在的电子文化中，将邮政和电子邮件调查结合起来，也比单独使用邮政或电子调查产生更好的应答率（一项研究中的绝对增长率为7.6%）[3-4]。

虽然通过增加调查媒介可能会取得递增的收益，但两种方式就足够了[6]，而且应该根据该特定研究的抽样框的具体特点来选择。例如，在加拿大，高达98%的高年级

表 12 ■ 扫描纸质调查问卷以导入统计软件的程序

服务[①]	读取手写体	优点	缺点	成本	资源
IBM SPSS Data Collection Paper	否	与 SPSS 集成为一体	一系列复杂的各种程序陡峭的学习曲线	年度许可证，对商业、学术和个人使用有不同的费率	http://www.spss.com.hk/software/data-collection/paper/index.htm
Remark	否	可导出到许多平台，包括 Excel 和 SPSS 对个人用户比较友好	需要光学标记识别（"填充气泡"）设计	995 美元即可获得永久个人许可证	https://remarksoftware.com/products/office-omr/
AutoData	是	结合了调查问卷制作工具和文本阅读器，包括纸质和电子数据的合并	必须使用该软件的调查问卷制作工具	年度许可证，对大学和商业购买有不同的费率	http://autodata.com
Snap Surveys	否	创建电子和纸质调查问卷 提供咨询服务	必须使用该软件的调查问卷制作工具	个人年度许可证 2395 美元。永久个人许可证 3995 美元	https://www.snapsurveys.com/survey softwore paper surveys/
Survey Pro	否	专为多方式调查而设计	能设计的选项有限 必须从 Remark 中购买不同的光学标记识别（OMR）用以扫描	1295 美元即可获得永久个人许可证	http://www.apian.com/software/surveypro/
Survey Tracker Plus	否	如果已经有 Scantron 扫描仪，则成本相对较低	需要 Scantron 扫描仪	年度许可证因机构而异	https://www.scantron.com/assessment-solutions/surveys/online-paper-survey-management-survey-tracker-plus/

注：所有这些软件都使用光学标记识别（OMR）技术，但并非所有程序都有将手写转换为数字文本的能力；对于那些不读手写字的人，需要使用第三方软件

---

① 表 12 "服务" 列所示均为专有名称，因此保留原文内容，不加中文翻译。表 13 同法处理。——译者注

表 13 ■ 电子调查方案

服务	优点	缺点	成本
基于网络的调查			
Qualtrics	学术中心通常向教师免费提供广泛的灵活性布局和问题格式可以导出到多个统计程序	价格昂贵，基本上需要机构许可证	基本功能：免费完整版本：因机构协议而异
Survey Monkey	经常向教师免费提供	视觉呈现灵活性有限通过付费订阅导出为 .csv 文件	< 10 个题项，无限制调查：免费额外的套餐，37 ~ 99 美元 / 月（美国）
Google Forms	通常情况下免费	调查中的题项顺序并不总是跟踪谷歌表格中的列顺序视觉显示和细节灵活性非常有限	免费
基于应用程序的调查			
QuickTapSurvey	在没有互联网的情况下运行最适合与调查员进行面对面调查	用户必须拥有该应用程序	基本套餐：个人每月16 美元附加套餐：个人每月41 ~ 84 美元

医学生使用智能手机，所以发放电子问卷对这一群体可能非常有效[7]。同样，当抽样框是一个明确的群体，如班级、委员会或理事会时，辅有后续电子问卷调查的面对面纸质调查也很有效。例如，如果抽样框是一年级的医学生，在班会上发放调查问卷可以确保立即调查到许多潜在的受访者，而后续的电子调查可以覆盖到那些之前缺席的人。值得注意的是，使用两种方式所带来的应答率的提高来自于两种互补的方式提供的完整调查，而不仅仅是在另一种方式中发出的完成调查的提醒，如提醒人们去线上的明信片[8]。

　　无论使用何种方式，调查题项的措辞和呈现方式都必须尽可能地相似（尽管在移动设备上，完全相同的布局是不可能的），以减少混杂因素。而且调查设计者应在数据分析期间评估特定的调查媒介是否影响了受访者的回答。例如，一项针对儿科医生的疫苗接种情况的研究发现，电子调查和纸质调查的回答有显著差异，因为老年医生倾向于通过纸质调查进行回复，而年轻医生倾向于通过电子调查进行回复。因此，使用两种方式不仅会因为受访者和调查媒介本身之间的交互而导致偏倚，而且还会因为一些受访者特别选择使用某种调查媒介而产生偏倚（例如，年龄较大的受访者优先选择纸质方式）[3]。

⊙ **经验之声**

如果抽样框较大，可以考虑使用扫描程序直接将纸质调查的结果导入统计软件（表12）。有些软件还具有电子调查创建功能，有些软件是较大统计软件数据包的一部分。

⊙ **经验之声**

提前确认电子问卷调查服务是否会以电子表格的格式提供调查结果，以便后续可以正式地分析受访者的回答。许多软件，尤其是免费版本，仅提供统计摘要数据，这会阻碍调查设计者发现对调查问题可能很重要的回答之间的关联。

决定参与

问卷发放策略还包括使用一些辅助方法，这些方法可以促进受访者接受调查并鼓励他们参与调查。

网络调查应该以调查题项命名，标题简短明了，最好由潜在受访者认识的人发送。邮寄调查最好有个性化的地址标签，由潜在受访者已经认识的人寄送，并在信封上的某个地方附上文字或标志，表明这是一项调查。

其余的策略就是说服潜在的受访者完成调查。但值得注意的是，一些影响应答决定的因素超出了问卷设计者的控制范围，即潜在受访者的性别（男性通常更有可能更早地应答）[13-14]、主题的鲜明性（如果潜在受访者对调查主题感兴趣，则更有可能做出应答）[15]，以及访谈者（出于各种原因，更有经验的调查员更擅长说服人们参与调查）[14, 16-17]。解决这些因素的最好方法是多次邀请以收集更多女性的回复；更好地描述调查以吸引更多人；如果调查是在普通人群中进行面对面调查或电话调查，可以招募有经验的调查员。

表14总结了在调查设计者控制范围内的因素，这些因素本质上是说服心理学方面的实践。

激励措施是最常见且最常用的手段之一，值得额外的讨论。但需要注意的是，激励措施对于应答决定的影响并不像调查问卷长度的影响那样大（表14）。也就是说，在奖励措施方面，是金钱在起作用。尽管我们处在电子商务和在线调查的社会，但是金钱奖励的作用是无可替代的。最具有证据支持的方法是无条件地预付2～50美元的现金，并将其装在与调查相同的信封内，这是对普通人群和卫生人员进行调查获得的结果。

⊙ **经验之声**

价格下限为 2 美元的标准来源于几十年来寄送 2 美元钞票的普遍做法（这种方法今天还存在），人们认为它们包含了一种无形的价值，因为文化习惯和它们相对不寻常的地位，这种价值超过了调查设计者必须为它们支付的费用。美国现在依然在采取这种做法。大多数银行收藏着这些调查券（treasury），实际上他们还有自己的获奖纪录片（www.2dollarbillmovie.com）。即使在年收入相对较高的医生中，2 美元钞票也是一个非常有效的激励措施。

与其他卫生专业人员相比，医生通常是应答较慢的群体[22]。对于内科医生来说，5 美元的钞票可能是最合理的数字，而对于学生来说，2 美元的钞票可能就足够了。一项研究将 2 美元与 5 美元的钞票进行了比较，发现初级保健医师（主治医师）对 5 美元钞票奖励的调查的应答率更高[20]。另一项研究观察了收到 20 美元与 50 美元的结直肠外科医生的应答率，发现提供 50 美元的奖励时，应答率也出现了类似的提高[23]。对几个国家的普通人群进行的 meta 分析显示，在给予 0.5 美元之后，投资回报率就会下降，但也显示在达到 5 美元时，应答率会持续显著提高[24]。目前还没有证据指出能激励住院医生、注册医师或学生的具体金额[6]。

抽奖的效果取决于抽样框的大小和补偿的程度，它不如预付钞票有效，而且在医生群体和普通人群中也不具有经济效益[24-28]。因此，承诺"如果你接受我的调查，就可以参加抽奖"的常见策略往往是提高应答率的一种无效方式。

最好能无条件地提前发放报酬（即不以完成调查为条件）[19, 23-24, 29-30]。根据我们的经验，这个方法往往是调查设计者难以采用的，因为它可能会让人感觉像是在向那些永远不会填写调查的人扔钱，但将报酬与调查问卷放在潜在的受访者手中会推动一种"交换补偿"形式；受访者觉得接受调查是被迫的，因为他们拿了钱。说服人们接受一项有经济激励的调查，最好被视为一种社会交换，而不是金钱交换；基于大多数人的收入，2 美元不是公平的金钱交易。正是社会交流使它发挥了作用，而且它在不同人群中被反复证明是非常有效的[1]。

最后，现金或礼品卡比食物或书籍等物品更有效。通常而言，物品可能根本没有任何作用[8, 19]。此外，我们建议使用现金而不是礼品卡，尽管该建议的证据有限。一项研究表明，在医生中，25 美元支票的应答率比 25 美元礼品卡的应答率高 33%[31]。

除了激励之外的其他策略也很有帮助。多次尝试最终可以说服人们参加调查，个性化邀请也是如此，而且建议至少邀请三次（表 14）。

⊙ **经验之声**

在医学教育调查中，抽奖的使用频率也很高，尽管强有力的证据表明抽奖的效果不如预先的、无条件的现金支付。

表 14 ■ 问卷发放的辅助性方法

策略	建议	说明	潜在收益
激励措施[19, 20, 22-24]	无条件赠送现金或礼品卡（最好是纸质调查）	线上的无条件奖励比较麻烦。如果可能的话，尽量在在邮寄问卷的调查中采用	19%
问卷长度[13, 24, 33]	用"短"这个词描述问卷，而不是具体的时间长度字数多于 1000 字的问卷内容会降低应答率	不同的人对多长时间是"短"有不同的理解。因此，用"短"描述问卷，而不是用潜在受访者可能会理解为长的时间，会提高应答率	30%
个性化[34]	使用个性化的问候语和手写的邀请函	如果使用敬语，使其看起来更自然，例如"亲爱的 Doe 博士"，而不是"亲爱的 John William Doe"	9%
权威性[24]	不建议。权威性在普通人群中正在失去其效果，但医学界的等级制度可能仍然支持它发挥作用	如果采取权威性的方法，要确保机构审查委员会批准由权威人士直接管理调查	不适用
尝试多次发放[35]	至少 3 次	尝试 3 次后，投入回报率下降 90% 的人会在 2 周内做出回应可使用不同的媒介进行提醒（例如电子邮件和邮寄）	17%
邀请时间[24, 36-37]	没有关于具体日期的建议在不同的日期、不同的时间发出初始邀请和提醒	邀请时间非常依赖于抽样框的特点。确保在调查期间没有考试或重大集体活动发生（例如，临床前学生的期末考试）	不适用
预通知[12, 24]	一般来说是有帮助的预通知需要在初次邀请的前几天发出	对公众调查研究有帮助，但在医学教育研究中的证据不一预通知充分利用了电子邮件的这种免费联系方式	不适用

注：潜在收益是报告了应答率的最大绝对百分比。重要的是要认识到，在实际操作中，潜在收益不一定是相加的，因为现实世界的人类行为会受到许多混杂因素的影响。一些策略没有包括潜在收益的百分比，因为在回归中显示了优势比（odds ratios），或者在医学教育人群中没有足够的证据

总的来说，最有效的发放策略是根据抽样框中的人们接收信息的主要方式［通常是电子邮件和（或）邮寄服务］来制定的，包括预先通知（由具有权威的人发放），然后至少邀请受访者 3 次让他们参与简短调查，其中第一次邀请需要附带无条件给予的现金奖励。Gore-Felton 等发布了一个邮件调查的示例，该调查使用了前面列出的多种策略[32]。

选择选项

尽管上述建议列举了获得应答的最佳方法的通常做法，但每项调查都必须根据其

自身的特征进行评估，而且**本书引言**的示例很好地说明了这一原则，因为它调查了一个敏感话题。首先，一对一的访谈无法满足潜在受访者可能想要的隐私性和匿名性，因为这是与物质滥用有关的社会污名化话题。这种情况可能出现在以小组为单位发放的纸质调查中，并导致潜在参与者拒绝应答或提供无效的答案，因为他们是在公众场合。对于示例案例，最好先进行邮寄纸质调查，然后是电子调查。其次，在如此敏感的调查中，无应答偏倚的风险很高，因此目标不仅是提高应答率，而且要得到具有相关特征的人的高应答率。要让调查看起来对那些有物质滥用史的人来说特别重要。如**第 3 步：建立证据**中所述，如果调查的目标是确定社会支持方面的差距，那么在调查邀请函中应该强调这一目标，因为它直接影响有物质滥用问题的个人。

调查发放清单

- [ ] 根据抽样框的具体特点，选择 2 种发放媒介
  - [ ] 面对面发放
  - [ ] 纸质邮寄
  - [ ] 电子邮件
  - [ ] 手机应用
  - [ ] 面对面访谈
  - [ ] 电话访谈 / 网络访谈
- [ ] 如果是纸质的，请选择能以适当格式输出数据的统计软件
- [ ] 决定提高应答率的策略
  - [ ] 激励措施（无条件的 *vs.* 有条件的 *vs.* 抽奖）
  - [ ] 问卷长度（问卷描述以及字数＜ 1000 字）
  - [ ] 个性化
  - [ ] 权威人士 / 机构
  - [ ] 尝试的次数（至少 3 次）
  - [ ] 邀请的时机

参考文献

1. Dillman DA, ed. *Mail and Internet Surveys*. New York: Wiley; 2000.
2. Phillips AW, Friedman B, Utrankar A, Ta A, Reddy SR, Durning SJ. Surveys of health professions trainees: prevalence, response rates and predictive factors to guide researchers. *Acad Med*. 2016;92(2): 222–228.
3. Beebe TJ, Locke GR, Barnes SA, Davern ME, Anderson KJ. Mixing web and mail methods in a survey of physicians. *Health Serv Res*. 2007;42(3 p1):1219–1234. doi: 10.1111/j.1475-6773.2006.00652.x.
4. Millar MM, Dillman DA. Improving response to web and mixed-mode surveys. *Public Opin Q*. 2011;72(2):270–286.
5. Millar M, Dillman DA. Encouraging survey response via smartphones. *Surv Pract*. 2012;5(3).
6. Phillips AW, Reddy S, Durning SJ. Improving response rates and evaluating nonresponse bias in surveys: AMEE Guide No. *102. Med Teach*. 2016;38(3):217–228. doi: 10.3109/0142159X.2015.1105945.

7. Tran K, Morra D, Lo V, Quan SD, Abrams H, Wu RC. Medical students and personal smartphones in the clinical environment: The impact on confidentiality of personal health information and professionalism. *J Med Internet Res.* 2014;16(5):e132. doi: 10.2196/jmir.3138.

8. Cook DA, Wittich CM, Daniels WL, West CP, Harris AM, Beebe TJ. Incentive and reminder strategies to improve response rate for internet-based physician surveys: a randomized experiment. *J Med Internet Res.* 2016;18(9):e244. doi: 10.2196/jmir.6318.

9. Scott A, Jeon S-H, Joyce CM, et al. A randomised trial and economic evaluation of the effect of response mode on response rate, response bias, and item non-response in a survey of doctors. *BMC Med Res Methodol.* 2011;11(1):126. doi: 10.1186/1471-2288-11-126.

10. Lusk C, Delclos GL, Burau K, Drawhorn DD, Aday LA. Mail versus internet surveys: determinants of method of response preferences among health professionals. *Eval Health Prof.* June 2016; doi: 10.1177/0163278707300634.

11. Bunz U. Using scantron versus an audience response system for survey research: does methodology matter when measuring computer-mediated communication competence? *Comput Human Behav.* 2005;21(2):343–359. doi: 10.1016/j.chb.2004.02.009.

12. Kellerman SE, Herold J. Physician response to surveys. a review of the literature. *Am J Prev Med.* 2001;20(1):61–67.

13. McFarlane E, Olmsted MG, Murphy J, Hill CA. Nonresponse bias in a mail survey of physicians. *Eval Health Prof.* 2007;30(2):170–185.

14. Groves RM, Couper MP. Contact-level influences on cooperation in face-to-face surveys. *J Offic Stat.* 1996;12:63–83.

15. Groves RM, Singer E, Corning A. Leverage-saliency theory of survey participation. *Public Opin Q. 2000*;64:299–308.

16. Groves RM, Couper MP. Influences of householder–interviewer interactions on survey cooperation. *In Nonresponse in Household Interview Surveys.* New York: Wiley; 1998.

17. Durrant GB, Groves RM, Staetsky L, Steele F. Effects of interviewer attitudes and behaviors on refusal in household surveys. *Public Opin Q.* 2010. http://poq.oxfordjournals.org/content/early/2010/02/24/poq.nfp098.abstract

18. Badger F, Werrett J. Room for improvement? Reporting response rates and recruitment in nursing research in the past decade. *J Adv Nurs.* 2005;51(5):502–510.

19. Church AH. Estimating the effect of incentives on mail survey response rates: a meta-analysis. *Public Opin Q. 1993*;57:62–79.

20. Asch DA, Christakis NA, Ubel PA. Conducting physician mail surveys on a limited budget. A randomized trial comparing $2 bill versus $5 bill incentives. Med Care. 1998;36(1):95–99. http://journals.lww.com/lww-medicalcare/Abstract/1998/01000/Conducting_Physician_Mail_Surveys_on_a_Limited.11.aspx

21. James JM, Bolstein R. The effect of monetary incentives and follow-up mailings on the response rate and response quality in mail surveys. *Public Opin Q.* 1990;54(3):346. doi: 10.1086/269211.

22. Cho YI, Johnson TP, VanGeest JB. Enhancing surveys of health care professionals: a meta-analysis of techniques to improve response. *Eval Health Prof.* 2013;6(3):382–407. doi: 10.1177/0163278713496425.

23. Keating NL, Zaslavsky AM, Goldstein J, West DW, Ayanian JZ. Randomized trial of $20 versus $50 incentives to increase physician survey response rates. *Med Care.* 2008;46(8):878–881.

24. Edwards P. Increasing response rates to postal questionnaires: systematic review. *BMJ.* 2002;324(7347):1183–1183. doi: 10.1136/bmj.324.7347.1183.

25. Halpern SD, Kohn R, Dornbrand-Lo A, Metkus T, Asch DA, Volpp KG. Lottery-based versus fixed incentives to increase clinicians' response to surveys. *Health Serv Res.* 2011;46(5):1663–1674.

26. Robertson J, Walkom EJ. Response rates and representativeness: a lottery incentive improves physician survey return rates. *Pharmacoepidem Drug Saf.* 2005;14:571–577. doi: 10.1002/pds.1126.

27. Gajic A, Cameron D, Hurley J. The cost-effectiveness of cash versus lottery incentives for a web-based, stated-preference community survey. *Eur J Health Econ.* 2011;13(6):789–799. doi: 10.1007/s10198-011-0332-0.

28. Tamayo-Sarver JH, Baker DW. Comparison of responses to a US 2 dollar bill versus a chance to win 250 US dollars in a mail survey of emergency physicians. *Acad Emerg Med.* 2004;11(8):888–891.

29. Berry SH, Kanouse DE. Physician response to a mailed survey: an experiment in timing of payment. *Public Opin Q.* 1987;51(1):102–114. doi: 10.1086/269018.

30. Wiant K, Geisen E, Creel D, et al. Risks and rewards of using prepaid vs. postpaid incentive checks on a survey of physicians. *BMC Med Res Methodol*. 2018;18(1):160. doi: 10.1186/s12874-018-0565-z.

31. Hogan SO, LaForce M. *Incentives in Physician Surveys: an Experiment Using Gift Cards and Checks*. American Association for Public Opinion Research, Section on Survey Research Methods. Retrieved from: http://ww2.amstat.org/sections/SRMS/Proceedings/y2008/Files/hogan.pdf. 2008:4179–4184.

32. Gore-Felton C, Koopman C, Bridges E, Thoresen C, Spiegel D. An example of maximizing survey return rates: methodological issues for health professionals. *Eval Health Prof*. June 2016;doi: 10.1177/01678702025002002.

33. Jepson C, Asch DA, Hershey JC, Ubel PA. In a mailed physician survey, questionnaire length had a threshold effect on response rate. *J Clin Epidemiol*. 2005;58(1):103–105. doi: 10.1016/j.jclinepi.2004.06.004.

34. Maheux B, Legault C, Lambert J. Increasing response rates in physicians' mail surveys: an experimental study. *Am J Public Health*. 1989;79(5):638–639. doi: 10.2105/AJPH.79.5.638.

35. Willis GB, Smith T, Lee HJ. Do additional recontacts to increase response rate improve physician survey data quality? *Med Care*. 2013;51(10):945–948. doi: 10.1097/MLR.0b013e3182a5023d.

36. Heberlein TA, Baumgartner R. Factors affecting response rates to mailed questionnaires: a quantitative analysis of the published literature. *Am Sociol Rev*. 1978;43(4):447–462.

37. Experian. Quarterly email benchmark study. Experian. https://www.experian.com/innovation/thought-leadership/q4-2011-business-benchmark.jsp. Accessed December 2, 2020.

数据分析

Brian E. Mavis，PhD ■ Andrew W. Phillips，MD，MEd ■ Steven J. Durning，MD，PhD

本章目录

　　虽然数据分析被列为第五步，但它早在确定调查的主要目标的时候就开始了，因为研究问题决定了要收集的数据类型。在编写任何题项之前，都应创建针对该题项的分析计划（指定所选变量和测试）。收集到数据之后，应该先检查错误，然后进行一般性的描述性分析，包括无应答偏倚，最后进行差异性分析和关联性分析——即推断统计。本章简要讨论了定量和定性分析的方法。

数据第一关

数据来源

本章概述的许多观点不仅适用于调查数据，还适用于除调查以外的其他来源的数据，例如考试成绩、评分表、观察性检核表以及为短答案和长答案文本（叙述性回答）数据制定的内容评价标准。定性文本数据可以通过上述任何一种方法获得，也可以从非研究目的的设计的文件中获得，包括患者笔记、推荐信、简历、学生论文、导师评价、个性化学习计划或个人反思。实际上，数据的来源可能不如数据的格式重要。

纸质的数据需要转换为数字格式。越来越多的调查开始使用数字平台，这些平台通常不需要数据输入，因为参与者在回答过程中，数据就可以直接以数字格式存储在平台中。第四步的调查实施环节为数据收集提供了基础。

错误检查

第一次核查数据的目的是检测数据收集过程中可能出现的异常值，这些异常值有多种来源：受访者、数据录入或数据编码。两个步骤是：①取值检查；②一致性检查。

取值检查

最基本的错误检查是取值检查，即识别超出有效选项范围之外的回答，如评分量表（例如，选项范围为 1～5，但却填写了 8）、与人口统计或个人特征相关的预期范围（例如，因输入错误或电脑键卡住导致输入年龄为 225 岁）或一组有效范围相关的问题（例如，各类工作量分配加和不等于 100%）。

⏩ **经验之声**

许多电子调查项目都支持填答范围限制，例如只允许在某些年龄范围之间输入数字。在设计回答选项之前测试填答范围可以减少无效回答的数量。

一致性检查

错误检查的第二步是一致性检查。取值检查需要逐个对问题进行检查，但一致性检查需要比较一组相关问题的回答。一致性检查本质上是通读所有数据，用一些回答来讲述一个故事，并寻找故事中的不一致之处。这个过程不涉及检查异常值，而是检查系统性填答错误。在这一过程中发现的问题可能是由受访者失误导致的，如受访者误读了某个选项，在一系列措辞正向的选项中插入了一个措辞负向的选项。其他常见错误可能是源于受访者误读了评分量表的选项，或者未按照指示"选择一个"或"选择所有适用项"。一致性检查还可以用于识别调查实施中的错误，例如带有条件或特定选择题项的问题。例如，在一项关于职业满意度的研究中，处于职业生涯早期的教师可能会被提出其他问题，而处于职业生涯中后期的教师会直接进入下一部分。误读了题意的受访者可能只完成了针对处于职业生涯早期阶段教师的问题。这种错误在基于网络的调查（可以控制流程）中比在纸质调查（不能控制流程）中更少见，尽管基于网络的调查仍然会出现基本的逻辑跳转错误。如果没有错误检查，由分组数据汇总后的数据将包括不合格的受访者。

数据清洗

当发现数据异常时，调查人员需要有一致的处理方案。理想情况下，研究团队应该在调查实施之前讨论具体的清洗方案。然而，在实践中潜在的问题不可能被完全预测到。因此，必须在数据分析过程中实时制定清洗方案，这样的话，对于反复出现的问题就有了有记录的、一致采纳的解决方案。清洗方案需要用于处理各种数据异常和数据缺失问题，数据缺失通常是由于受访者没有回答一个或多个问题造成的。

尽管在描述性研究和初步研究中，数据缺失可能不是一个严重的问题，但大量的数据缺失会严重限制后续分析，特别是对于多变量分析。对于缺失数据多少才算太多，目前还没有公认的比例：一些作者认为超过 10% 可能会导致有偏倚的分析结果，而另一个更保守的估计表明，如果缺失数据超过 5% 就会出现问题[1]。"当缺失值是由于我们无法控制的原因造成的时候，我们必须对产生这些缺失值的过程做出假设。这些假设通常是无法检验的"（p.149）[2]。对于那些对数据缺失的原因感兴趣的调查人员来说，有一些很好的学习资源[3]。它们在识别数据缺失模式和机制的策略方面提供了一些见解，而这可以帮助我们了解受访者疲劳或受访者对特定问题的反应。此外，还讨论了估计缺失值的计算方法，但这超出了本章的范围。表 15 提供了常见异常数据处理的示例。

表 15 ■ 处理异常数据的建议

异常数据的类型	示例	推荐的解决方案	说明
选择了两个选项	同时勾选了"有帮助"和"非常有帮助"	算作缺失数据	低质量的数据可能比缺失的数据更糟糕
回答超出常规范围	医学生调查中的年龄为"19"	首先尝试证实或重新评估答案（也许受访者确实是 19 岁），否则视为丢失数据	注意不要剔除异常值。研究的潜在局限性应在"讨论"部分说明
自由文本题的回答难以辨认或语义不清	"那是一次有意义的经历"	从分析中排除评论性回答，或创建一个"不确定"的选项，以便报告结果	在书面评论中很难准确地发现讽刺、挖苦或夸张

（续表）

异常数据的类型	示例	推荐的解决方案	说明
单个题项的数据缺失	整个调查问卷中有单个题项没有被填答	保留缺失。剔除该题项缺失的受访者后再分析这个题项	在社会科学数据的背景下，自助法（bootstrapping）和其他插补方法是很危险的，因为导致数据缺失的原因可能会影响该数据本来的情况（例如无应答偏倚）
整页题项的数据缺失	调查表的最后一页或中间某页没有被填答	对于非匿名调查，将不完整的部分返还给受访者，让其完成。否则就保留缺失值。剔除该受访者后再进行分析	更有可能出现在纸质调查中；标注页码、装订成册以及提供清晰的说明有助于降低发生这种情况的可能性
调查问卷结尾出现多个题项的数据缺失	调查结尾处的题项比之前的更容易缺失	保留缺失值。剔除该题项缺失的受访者后再分析这些题项	长时间调查会导致调查疲劳。考虑向受访者提供进度提醒（例如"马上完成了！""已完成了75%!"）
一个或多个相关题项的数据缺失	问题的措辞或者已有的选项对受访者来说难以理解	保留缺失值。剔除该题项缺失的受访者后再分析这个题项	一般表现为题项的语法难以理解、使用了不常用的术语或缩略语，或词汇超过了受访者的文化水平
一个或多个相关题项的数据缺失	这些题项涉及一些会让受访者感到敏感或冒犯的话题，如非法或不被社会接纳的行为	保留缺失值。剔除该题项缺失的受访者后再分析这个题项	收集某些内容领域的信息是困难的，特别是对于非匿名调查

注：在实际调查中情况各异，上述只是一般性的保守建议，可能会对统计效力产生负面影响。

定量分析

数据分析资源

有几种分析数据的软件可供选择。许多电子表格的应用程序都有内置的统计函数，可以用来生成描述性结果和二元统计结果。Microsoft Excel[5] 和 Google Sheets[6] 提供在线资源来帮助分析。还有专门为定量分析而设计的统计软件包，包括 R、SAS、STATA 和 SPSS，这些都是大型和复杂数据集可能需要的。同样，还有许多软件包可用于文本数据的定性分析，包括 Atlas.ti、Dedoose 和 NVivo。另一种处理叙述性回答的低成本方法就是用荧光笔或彩色铅笔手工打印文本和彩色编码，或通过电子方式来识别不同的主题。虽然看似费力，但这种分析定性数据的"模拟"手工过程往往是一些调查设计者的首选，尤其是在处理相对较小的数据集时。参见附录5中的示例和说明。

无论使用何种软件分析数据，最好的资源其实是熟悉各种分析方法以及熟悉项目所需软件的同事。具体的分析内容和统计软件应在编制问卷的过程中确定（**第二步：构建调查**），以确保题项的形式正确，适合于拟定的分析。好消息是许多调查研究不需要昂贵的软件或设备。然而，对于需要更复杂分析的研究，谨慎的做法是考虑在组建研究团队时，尽早纳入一个了解预期数据分析需求的人（例如心理测量学家或统计学家）。

经验之声

　　可以先进行初步分析，即对收集到的初步数据进行完整的分析，并使用即将用于实际数据集的统计方法和计算机软件。有时，创建问卷的软件会以意想不到的方式导出数据，而这与即将要进行的统计分析不兼容。例如，题项要求"勾选所有适用的"，而软件只导出被勾选的方框，因此无法知道未勾选的方框是代表"不"，还是一道被跳过的题项。

测量指标的类型

　　了解变量的类型及其所代表的测量水平非常重要。大多数统计学教科书确定了四类测量指标[7]：

- **分类变量**：没有任何固有数值的变量，数值作为名称或标签发挥作用。例如，性别（1＝男性，2＝女性）；导师小组（1＝瓦格纳，2＝马利诺夫斯基，3＝常，4＝施陶夫，5＝郑，6＝佩尔曼）；专业（1＝过敏和免疫学……24＝泌尿科）；州（1＝亚拉巴马州……50＝怀俄明州）等。
- **定序变量**：具有隐含顺序，但相邻数值之间的差异是不确定的或没有意义的。例如：学术级别（1＝讲师，2＝助理教授，3＝副教授，4＝正教授）；培训水平（1＝医学生，2＝住院医师，3＝主治医师）；症状频率（1＝很少，2＝很少，3＝有时，4＝经常，5＝几乎总是）等。
- **定距变量**：相邻值之间的差异是相等的。大多数对特质、能力或知识的评价都被认为是定距变量，因为它们的零点是相对的而不是绝对的。任何零点都是相对的，是因为测试中问题的代表性不同而产生的结果。例如，一个在统计学考试中得零分的人很可能确实了解一些统计学知识，但却无法正确回答任何问题。这个人的知识水平是无法通过考试测试出来的，因为特定的问题定义了一个相对的零点[8]。常见的定距测量指标包括测试分数，如智商、医学院入学考试（MCATs）和出科考试（shelf examinations）。在实践中，许多社会心理构念，如情感智力、信心、准备度和其他医学教育者感兴趣的人格属性被认为是近似的定距变量。
- **比率**：该变量具有与定距变量相同的属性，只是多了真实零点或相对零点。示例包括身高、体重、完成时间、年龄、出版物数量等[7-8]。

统计学家们可以无休止地讨论测量指标、不同测量水平之间的细微差别以及其他例外。一个重要的例子来自于评级量表的数据，这些数据一般被认为是有序数据。人们认为，这种数据一定不是定距的，因为目前尚不清楚评分为"4＝满意"和"5＝非常满意"之间的差异是否与"2＝不满意"和"3＝既不满意也不满意"之间差异的幅度相同。但是，在实践中调查人员通常会报告评级量表数据（定序变量）的均值和标准差（定距变量和比率才具有的属性）。此外，已发表的研究通常会报告两组或多组满意度的差异性分析结果。将数据视为定序数据或定距数据决定了要采用哪种统计方法进行分析，而统计方法又会进一步影响统计效力。

关于这方面的争论，坚持不同观点的研究者都在大量的出版物中说明了自己的看法。需要注意的是，将李克特类型的题项作为定距变量通常是被人们接受的，但也并不总是如此[9-11]。例如，如果多个题项被组合起来形成一个量表的总分数，那么总分的分布特征会比单个题项更重要。如果分析目的是只关注个别题项，那么该题项的回答的分布就变得很重要。有些情况下，受访者没有选择问卷提供的选项，这就导致一个或多个回答选项只被少数人或没有人选择。从本质上讲，如果受访者很少选择极端值，本来设计为五分制的量表实际上变成了三分制量表。同样地，偏向于量表一端的回答也会给我们带来挑战。在这些情况下，建议将其视为定序变量分析。

对于调查设计新手和没有得到统计学家指导的人来说，最保守的方法是将李克特类型的题项视为序数数据，并使用适合定序数据的统计方法。但是，如果符合相应的假设，将李克特类型的题项作为定距数据进行分析也是合理的。

描述性分析

描述背景

所有的调查研究都需要一个"表1"，该表用于描述受访者的人口统计学特征和背景信息，这些结果应该是最先被分析的。请参阅本章末尾的清单，以了解这里应该考虑的分析。

直方图和条形图是很有用的可视化工具，它们适用于各种变量。即使没有在论文中呈现，它们也是分析的一个重要部分，有助于我们熟悉数据的分布[7]。对于比率和定距变量而言（例如，测试分数、人口统计特征和预算数据），描述性统计结果提供了一个数据分布的定量摘要。描述性统计最常用的是均值和标准差，它们代表了数据的平均数和围绕平均数的分布情况。其他的统计数据，比如最小值和最大值以及四分位数，也很有帮助。这些描述性统计对正态分布或钟形分布的变量特别有用。如果直方图显示出数据分布不太呈钟形或不太对称，那么均值本身就不太能成为衡量数据集中趋势的一个有意义的指标，此时平均数应该与中位数和众数一起使用。需要注意的是，均值是变量的算术平均值，而中位数是分布的中心点或第50个百分位数，众数是出现次数最多的数值。在正态分布的情况下，均值、中位数和众数是相同的。如果分布偏离正态的程度越大，这些指标的差异就越大。

在编写报告或论文时，原始的摘要文件是将描述性统计组织为主要结果的材料。完成这项任务的一种方法是使用原始问卷作为模板来组织数据摘要，在问题旁边打字或手写结果。无论每个题项的均值、标准差、百分比、应答数等是否被打印或者手写在原始文档的副本上，我们都会有这样一个参考文档帮助我们便利地熟悉趋势、关系和数据所讲述的大致故事。

描述受访者

应答率报告了谁对调查做出了应答，而**无应答偏倚**分析报告了受访者是否代表了原始目标群体（**抽样框**）。

应答率本质上代表了符合条件的人中参与了调查的人数比例。实际上，这种计算更加复杂，而且取决于如何定义"符合条件"和"参与"[12-13]。例如，应答率的计算可以调整为只包括完成整个调查的受访者或完成调查的任何部分的受访者。应答率（response rate，RR）的完整计算公式如下：

$$应答率（RR）= \frac{完成全部调查＋完成部分调查}{（完成全部调查＋完成部分调查）＋（拒绝参与调查＋无法取得联系＋其他情况）＋ e（不知道是否符合条件＋不知道的其他情况）} \quad [1]$$

其中，e 是指参与资格未知的潜在受访者群体中实际符合条件人数估计比例（见下例）。根据研究假设，不同的定义会包括或者排除这个公式中的不同部分。

图 4 阐明了每个部分的定义。

参考**本书引言**的示例，抽样框是有物质滥用史的医学院校的学生。定义 1、2、5 和 6 是相似的，因为它们的分母是一样的。定义 1 和 2 假设每个接受调查的人都是符合资格的（例如，参加匿名物质滥用会议），而定义 5 和 6 则知道每个接受调查的人都符合资格（例如，调查对象因确认滥用物质而被留校察看）。

本书引言中描述的物质滥用研究的理想方法可能是仅将调查分发给已知符合条件的人（20 名学生），并使用定义 5 或 6。如有 10 份全部完成的问卷、5 份部分完成的问卷，定义 5 的应答率为：

$$\frac{（10）}{（10＋5）＋（5）＋（0）} = 0.50 = 50\% \quad [2]$$

定义 6 的应答率为：

$$\frac{（10）＋（5）}{（10＋5）＋（5）＋（0）} = 0.75 = 75\% \quad [3]$$

然而，出于隐私考虑，伦理委员会或院长办公室可能不允许调查者接触那些留校察看的学生。如果把问卷发送给所有学生，只有少数学生符合条件，那么如果假设所

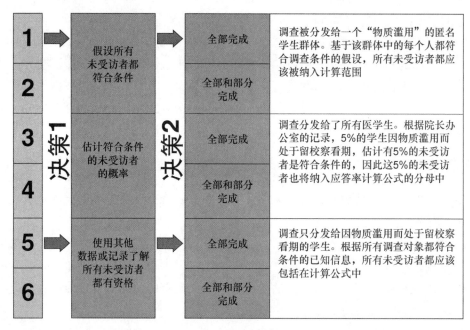

图 4　计算应答率的方法

两个主要决策（即"是否符合条件"和"参与情况"）变成了 6 个定义。第一个决策产生了 3 对定义；第二个决策对这 3 对定义进行区分。奇数定义只包括分子中全部完成问卷调查的部分，而偶数定义包括分子中全部和部分（有一些遗漏的问题）完成问卷调查的部分。示例说明参考了**本书引言**中的说明案例

有学生都符合条件的话，应答率会大大降低。这就是应答率 3 和 4 的有用之处。如果院长办公室公布了 20 名学生因已知物质滥用而被留校察看的信息，那么我们可以估计有 20/400 名学生（占 5%）符合资格，并将该数字应用于所有无应答的学生。假设同样是 10 份全部完成的问卷和 5 份部分完成的问卷，定义 3 的应答率计算方式为：

$$\frac{(10)}{(10+5)+(0)+0.05(385)} = 0.29 = 29\% \qquad [4]$$

因此，定义 3 和 4 虽然并不完美，但在无法知道受访者是否符合条件的时候可能会有所帮助。如果没有符合条件的估计，应答率将是 10/400 ＝ 2.5%，这就不能准确地反映出抽样框。如果必须考虑是否符合条件和是否成功联系上调查对象（例如，电子邮件过期），应答率的定义就会变得更加复杂。最好仔细阅读美国民意调查协会（American Association for Public Opinion Research，AAPOR）的定义文档[12]。

无应答偏倚是指由于没有从抽样框中获得一个具有代表性的样本而导致的结果偏差。重要的是，如果那些没有应答的人具有一些特征、信念或经历，这些特征、信念或经历会以某种方式与调查相互作用，从而影响结果。无论应答率如何，都应该对无应答偏倚进行评价，因为应答率只占无应答偏倚方差的 10% 左右。造成无应答偏倚的不仅仅是有多少人没有回应，更重要的是他们为什么不回应。例如，一项关于成瘾的调查可能有 90% 的应答率，但如果缺失的 10% 中有很多人与成瘾有关，那么就会受到

无应答偏倚的影响[14]。

经验之声

　　应答率高并不意味着该调查没有无应答偏倚，应答率低也不意味着该调查存在无应答偏倚。在无应答偏倚中，应答率仅占其方差的 10%。因此，应该直接评价实际的无应答偏倚。

　　实际上，估计无应答偏倚具有"薛定谔的猫"的特点，因为如果调查设计者从未受访者那里获取到数据，根据定义，这个人就会成为受访者。如果该人仍然是未受访者，则调查设计者只能使用替代数据。因此，估计无应答偏倚的两个主要方法是使用代理数据和代理未受访者。尽管没有正式的指导方针，我们还是建议使用其中的一种方法，因为这两种方法都有局限性。图 5 使用**本书引言**中的例子展示了一个简单的计算方法[15]。然而，还有许多其他的选择[16]。如果存在无应答偏倚，可能需要对数据进行加权，从而调整样本，使其更能准确地反映总体特征。这个权重最好由有经验的统计学家来处理。

回答研究问题

　　理想情况下，最初的研究设计包括一个分析计划和研究问题；指导研究的研究问题也会同时指导分析和结果报告。研究问题可以帮助我们聚焦于调查设计，并且忽略那些与研究目的无直接关系的问题。正如"**第一步：评价需求**"中所描述的，分析计划可以减少数据疏浚（data dredging）的风险。数据疏浚是指过度分析的行为，这样做最终会得出一些具有统计学意义的关联，但这很可能只是一个偶然的结果，而不是具有实际意义的关联。研究问题为分析提供了清晰的界限，有助于研究团队集中精力处理看似是"大量数据"的情况。研究问题也可以避免上述捕风捉影的行为。好的研究问题都会用一些有用的表达方式：

　　　　描述学员满意度……
　　　　比较科学和非科学专业学生的职业兴趣……
　　　　估计信心与年龄之间的相关性……
　　　　基于……**预测**美国执业医师考试一阶段的表现。

　　具体问题决定了采取哪种合适的统计检验。例如，"估计信心和年龄之间的关系……"可能需要 Spearman 或 Pearson 相关系数。各种统计检验的适用范围和假设超出了本书的范围，但值得强调的是，处理数据的方法应始终围绕最初的研究问题。我们建议将分析计划作为最初开发调查工具的一部分，如附录 1。

代理未受访者	代理数据
使用与未受访者相似的真实受访者作为代理未受访者	**使用关于未受访者（或整个人群）的已知数据作为代理调查数据**
受访者 实际受访者 vs 代理未受访者 真实数据	受访者 实际受访者 vs 未受访者 实际受访者 实际数据　代理数据
无应答偏倚可以通过以下方式定量地确定： 无应答偏倚 = (%未受访者) × [真实值(代理受访者)] − (平均值(实际受访者)] Wave分析根据假设人们致使人们最后没有应答的因素也可能是导致代理未受访者延迟应答的因素，并使用最后一批应答的结果作为代理未受访者的数据。第一批可以定义为在首次邀请和第二次邀请之间收到的应答；最后一批可以定义为在最后一次邀请和调查结束之间收到的应答	无应答偏倚不能用代理数据定量地确定。而是使用关于人口的已知数据，如果专门使用未受访者的已知数据，也可以专门使用未受访者的已知数据。测试的变量应与研究相关，例如年龄、性别、种族、考试成绩等
实际应用	**实际应用**
1) 选择要比较的题项（反映整个工具） 2) 应运用无应答偏倚方程 3) 如果具有实际意义，请与统计学家讨论如何对数据加权	1) 选择要比较的人口统计数据（最好具有理论关系） 2) 对不同数据类型应当适当的统计检验 3) 如果具有实际意义，请与统计学家讨论如何对数据加权
假设5分割题的典型题项的平均值在第一批中为3.0，在最后一批中为2.5。进一步基于某基于某一假设定义和研究人员	假设15名受访者中有40%是男性，而20人的抽样框中有50%是男性
1) 使用问题×作为代表性题项 2) 无应答偏倚 = (%未受访者) × [平均值(实际受访者) − (平均值(代理未受访者)] 　　无应答偏倚 = 0.4 × [3−(2.5)] 　　无应答偏倚 = 0.4 × [0.5] 　　无应答偏倚 = 0.2 3) 在5分制中，0.2表示无应答偏倚约为0.4%，不太可能具有实际意义，因此可能不需要加权。到底多少偏倚才具有实际意义的标准取决于研究人员	1) 比较男性的百分比，因为男性与物质滥用之间存在已知的关系 2) 15名受访者中有6人（40%）为男性，而根据医院院长办公室的记录，抽样框中的20人里，有10人（50%）为男性 　　$\chi^2(1)=2.4$，$p=0.121$ 3) 尽管男性与物质滥用之间存在理论关系，但调查对象的性别与统计学上没有显著差异。如果差异很大，则应当要对应答的性别进行加权

图 5 计算无应答偏倚的两种方法
有关具体的示例请参阅本书引言

分析调查题项

必须要对题目的信度和效度进行分析，如果该调查工具已经有先前的信效度检验证据，也不能忽略这一步。关于信度和效度的详细内容在"**第三步：建立证据**"中进行了叙述。重要的是要认识到，如果没有对量表得分或其他测量指标进行分析或者分析得还不够，那么对于题项分数的分析就失去了意义。

与背景数据（如人口统计学）一样，对调查工具中的所有题项、领域和量表（适用于本研究的）都应进行分析（**第三步：建立证据**），包括基本描述，如均值和标准差（或中位数和众数）、95% 置信区间、偏斜和峰度。最好也做一个直方图。这并不代表所有的分析结果都必须报告，但应该进行这些分析，以供内部审查。

分析题项 *vs.* 分析领域 *vs.* 分析量表

目前，学者们已经开发出了许多用来测量态度、信念和心理特征的标准化调查问卷。这些问卷项目形成了领域，而领域则形成了一个总体量表。要分析哪些部分（题项 *vs.* 领域 *vs.* 量表）取决于"**第一步：评价需求**"。无论在什么情况下，对每个题项、领域和量表进行多重比较和对比都不是好的做法。

如果主要目标涉及心理学构念，如职业倦怠，那么职业倦怠量表的总分是最有意义的，应与其他相关数据（如考试分数、年龄、专业、从业年限等）一起分析。如果主要或次要的目标是分层和探索倦怠，那么次级得分可能会有意义，如情绪衰竭、意义感和人格解体。然而，探索个别题项很可能只是加剧了数据疏浚。

一个例外是，当一项研究集中于开发一个新的构念测量时，具体题项层面的分析是很重要的。

相比之下，有些调查并不适合使用量表评分，比如一些征求意见的调查，因为每个意见都是关于一个主题，而不一定是一个构念；还有那些为了获得描述性或事实性信息的问题也不适合使用量表评分。在这种情况下，领域或量表的结果（如果可以的话）就不像单个调查题项那样有意义。

合并或折叠回答的选项：优点、缺点、适用条件

尽管以下原则也可以适用于其他类型的评定量表，但大多调查题项都是基于 5 分制评分表的形式。还有一些情况下，也可能会有意地合并一些选项。这样做的一个原因是为了创建有较大差异的变量，例如通过合并满意和非常满意的回答来创建一个单一的满意度变量。另一种可能的情况是，受访者填答时避免了极端的评分选项，没有考虑所有的选项（例如，在 5 分制评分表上只选择 2、3 和 4，避免选择 1 和 5）。回顾前面的例子，把满意和非常满意的回答合并在一起，把不满意和非常不满意的回答合并到另一个回答类别中，就会形成一个三分类变量，用于分析和报告。

有时候，把多个选项简化为二分变量也是有帮助的，不管这样做是为了能够更清晰地呈现出变量间相关性，还是更少的变量具有更强的统计效果，或者是其他一些原因。例如，旨在调查事件频率的回答（1＝从不，2＝一次，3＝两次，4＝三次及以上）可以结合起来，形成一个二分变量，表示事件发生（合并2、3和4）或没有发生（1＝从不）。

无论是在"方法"还是"结果"部分，都必须报告量表的合并情况，而且为了公开透明，最好在附录中提供原始的、完整版本的量表数据。

复杂的题目形式

"选择所有适用的"实质上是在一个调查问题中创造了一系列的二分类题项，这会使得分析变得困难。每个选项都必须作为一个单独的二分类题项来分析，而二元的性质使它的关联性更难被评估。例如，即使可能存在关系，也无法评估其关联性，因为所有选项都是同一个调查问题的一部分。也有一些证据表明，"勾选所有适用的"这种题项会促使受访者在回答问题时不那么深思熟虑（例如满意度）。因此，应该在问卷设计的早期阶段探索其他的提问形式，例如设置一系列"是或否"的选项（而不是设置成"选择所有适用的"）（见**第二步：构建调查**）。

诸如征求意见的题项可以设置"其他"的自由文本选项，而量表题项不能设置这种选项。"其他"类别可以被视为另一种产生分类数据的题项。有时受访者在"其他"中写下的内容可以被重新归类为现有的选项之一，并且由调查设计者决定对该选项进行重新编码是否合理，但该做法必须在论文中报告。

对"无意见（NO）"和"不适用（NA）"的选项有多种处理方式，其中最重要的是在题项创建阶段尽量避免它们（见**第二步：构建调查**）。如果设置在量表题项中，无意见、不适用不应该作为定距量表或定序量表的一部分进行分析，而应该单独报告这些选项的频率。无意见、不适用与奇数量表题项中的中性选项不同。中性选项可以作为量表的一部分进行分析（偶数量表与奇数量表的利弊见**第二步：构建调查**）。无论如何，除非绝对必要，否则通常不鼓励使用无意见、不适用。此外，如果在一个分类变量上设置了无意见、不适用，那么无意见、不适用回答的频率可以像其他选项的回答一样被报告。

叙述性回答编码

本章最后会简要介绍叙述性回答题项的分析，但这些编码也可以与其他题项一起进行定量分析。例如，性别或年龄等人口统计学信息可能与叙述性回答的选项有关。叙述性回答的选项中每个编码的频率有时可以与传统调查题项中的分类回答的频率一样对待，并以此与其他题项进行比较，同时要遵守前面提到的相同原则。

统计检验

统计检验的基本要点见附录6。有许多优质的资源可以帮助我们选择合适的统计检验方法[7, 17-18]。即使是使用"简单的"统计推断检验方法，也应该由具有统计学背景的调查设计者或统计学家协助，因为经验不足的调查设计师难以理解假设的复杂性和变量之间的相互作用。附录 6 中的表格不是每种统计检验方法的全部内容，而是提供了一个快速查阅工具。

无论使用哪种特定的检验方法，统计显著性都要成为分析的一部分。显著性是指变量之间的关系并非偶然发生的可能性。实施 100 次相同的研究，能得到多少次这个结果？不太常见的发现被认为不太可能是偶然的结果，而更可能是变量之间的真正关系，是由经历、干预或其他因素造成的。一个结果有多罕见才能被认为是具有统计学意义的？一般来说，预期的概率小于 5% 的结果被描述为具有统计学意义，用 p 值 < 0.05 表示。当统计检验得出 p 值 < 0.05 的结果时，该发现被认为是显著的。如果 p 值等于或大于 0.05（$p \geqslant 0.05$），那么该结果就不具有统计学意义。有些情况下可以考虑其他的 p 值。当使用多种统计检验时，可以通过多次比较修正 p 值，这通常会产生一个更低（更严格）的 p 值阈值。这种做法是有争议的，因为它的应用违背了使用 5% 显著水平作为确定是否有统计学意义的二分法标准背后的意图。

以 5% 作为确定统计学显著水平是一个任意的、但被普遍接受的标准[7, 17]。普遍使用 $P < 0.05$，这仍然是统计检验的标准。尽管如此，关于统计学意义检验的使用、滥用和曲解的辩论仍在继续，但这远远超出了本章的讨论范围，有兴趣的读者可以阅读相关书籍[19-21]。

置信区间

与 p 值的讨论一样，置信区间的概念是基于概率的。我们的研究是基于符合条件的参与者群体中的样本。平均值或比例等描述性统计指标也是基于样本得出的。如果使用评估工具测量出一个医学生样本的平均情商为 110，那么我们在另一个医学生样本中进行该研究，会得到相同的均值吗？如果用 100 个样本重复这项研究，100 次重复的研究得出的情商的均值会有多大差异？置信区间是指可能包含总体均值的真实值的区间。置信区间通常估计 95% 的置信水平，代表真实值的上限和下限，例如有 95% 的概率情商平均值在 107 ~ 113。置信区间的计算基于样本的大小和变异度。95% 置信区间可以由统计软件分析，也可以手动计算[7, 17]。

效应量

显著性表明观测到的变量之间的关系不太可能是偶然的，因此可能是真实的。除了显著性外，报告效应量也越来越常见，这是了解变量之间关系大小的有用指标，也称为研究结果的实际意义[7]。效应量越大，变量之间的关系越大。尽管概率分析可能会确定具有统计学意义的关系，但是只有效应量才能说明这种关系的实际意义。关于如何计算效应量，有多种资源可供指导（例如 Cohen[22] 或 Sullivan 和 Feinn[23]）。

⊙ 经验之声

　　是否提供 p 值、置信区间或者是否包含效应量是统计检验的属性，而不是数据源的属性。基于实用的考虑，我们建议同时分析这三种指标，并将其纳入内部结果文件中，因为每种情况都能呈现出数据的不同特征。目前，一些医学教育期刊会向作者提供说明，指出哪些数值是需要的，并要求作者遵循这些说明。有了期刊需要的所有指标，就更容易满足任何期刊的要求。

定性分析

数据多样性

　　调查数据的另一个重要方面是对叙述性调查回答的分析。这项任务在时间和精力方面可能会有很大差异，具体取决于调查问题的特性。有时回答只是几个字，例如从选项列表中选择"其他"后再输入特定信息。另一个极端是调查包含了无限制的文本框，使受访者有机会写一段概述其教育经验的优点和缺点的文字。实际上，大多数文本回答都介于两者之间。例如，当被问到"这位教师的优势是什么？"时，这些回答可能涉及与教学技能、人际关系和促进建立关系的技巧、学科知识、课前准备、课程考核、反馈等有关的一系列问题。不具体的问题（例如，你从这门课中学到了什么？）可能会产生广泛的回答，这些回答超出了教学大纲中列出的目标，需要进行仔细的分类才能产生有意义的结果。

定性调查数据的分析方法

　　需要注意的是，定性数据分析本身就是一个领域，调查不能替代全面、规范的时间密集型定性研究过程以及它所产生的丰富的数据[24]。应该对调查中的叙述性回答的范围和数量加以限制。定性分析代表了一个广泛的方法论领域，如主题分析、话语分析和现象学分析[25]。对于基于调查的数据，主题分析是最常用的分析方法。在本章中，我们介绍了一组可应用于大多数调查中文本数据分析的通用程序。有两种分析定性调查数据的方法，这取决于是否有一个预先定义好的可能回答的清单，或者目标是否在没有事先预期或定义的情况下出现的主题。

主题总结

　　可以使用预先存在的可能的回答清单来创建一个指导回答分类的标准。理想的问题是具有有限边界的或潜在的开放回答数量是有限的。例子包括在特定病例中可能的鉴别诊断、自主学习策略的使用或患者安全系统工程计划的要素。确定一组可能的回答需要审查相关课程的内容或研究资源，与同事协商，并对问题进行初步测试，以确定可能的回答。

如果目标是对回答进行主题总结，那么比较合适的方法就是比较归纳法[25]，而且拓展主题是一个反复迭代的过程。第一步是阅读文本回答并记录出现的主题。在阅读时，很明显，某些主题的子类别（子主题）对于报告调查结果可能很有意义，例如，关于学习者课程考核的评价可能侧重于内容、质量、频率或反馈。

如果收到回复的数量很大的话，可能不需要阅读所有回答就可以制定用于对回答进行分类的主题列表。随着持续的阅读，可能会逐渐没有新类别的出现。在这种情况下，主题清单很可能就可以用来对大多数甚至所有的文本回答进行分类。重要的是不要忽视调查的目的，根据调查目的和促使受访者回答的具体问题，考虑新出现的主题。在这一点上，最好让其他人审查主题清单，以确保内容已经被可靠地反映出来，而且类别逻辑对其他人来说也是有意义的。

接下来是对编码系统进行初步测试。在初步测试中，所有的编码员都需要独立地对一组共同的回答进行分类，之后比较他们的分类结果。讨论不同的解释和细微的差别为编码者提供了一个开发共同的框架的机会，并减少类别定义的歧义，从而加强了编码系统。当确信编码系统可以被多个编码人员可靠地使用时，就可以开始对数据进行分析。如果对最初的编码文本回答的讨论导致类别系统发生了多次变化，那么再组织一次测试可能有助于提高编码人员的可靠性。

对文本进行编码本身就是一个反复的过程。对预测试回答的分析是一个不断比较的过程[26]。分类是通过编码过程进行改进的，因为新的文本例子是基于先前编码的背景来考虑其相似性的。

将看似不一致的示例与理想示例进行比较，有助于界定特定类别中所包含内容的范围[27]。在编码过程中使用持续比较法和差异案例分析法总是会使主题类别被重新组织、重命名或定义[28]。这些变化使分类方案更能代表受访者的经历。随着分类系统的发展，必须对较早的材料进行重新编码。

因为一个回复可能会收到多个编码，所以编码的数量可能会超过受访者的数量，即总数会超过100%。如前所述，可以报告全部样本和受访者亚组的编码频率，并当作分类数据处理。

实际注意事项

已经有一些软件可以读取文本文件，并根据特定的标准给它们编码。大多数情况下，这是通过简单的字数统计来实现的。这对于将文本与用户定义的词汇字典（例如关键概念或代表积极或消极情绪的词汇）进行比较非常有用。

分析叙述性回答的主要挑战是它所需的时间和资源。正因为如此，调查设计者应该对这种问题的数量和设计深思熟虑，从而获得所需信息。

另一个常见的挑战发生在主题分析和编码系统开发环节，即在阅读叙述回答时可能很难做到客观。找一个与研究和数据收集关系不太密切的人参与，可以作为保持客观性的一种方法。另一种方法是成组编码（code in pairs）：即两位研究者对所有回答进行两次编码，或者定期比较一组共同的回答的编码。科恩的卡帕系数（Cohen's κ）通常用于评价编码的内部信度。在完整的定性研究中，通常会分析一部分回答及编码，但由于调查的定性题项的范围和频率相对较小，分析所有的回答和编码也是合理的。有时初始编码不可靠，或者无法提供有意义的结果，因此必须重新分析。如果发生这种情况，应该在论文中提及。

数据分析条目对照表

- ☐ 实施数据分析第一关
  - ☐ 取值检查和一致性检查
  - ☐ 清理异常数据的一致性检查
- ☐ 确立数据的测量水平
- ☐ 提供描述性分析
  - ☐ "表1"，参与者人口统计和基线特征
  - ☐ 应答率
  - ☐ 无应答偏倚分析
- ☐ 回答研究问题
  - ☐ 根据研究目标对题项、领域、量表进行描述性分析
  - ☐ 统计推断
- ☐ 评估定性数据（如果适用）

参考文献

1. Dong Y, Peng CYJ. Principled missing data analysis methods for researchers. *SpringerPlus*. 2013;2(1):222. doi:10.1186/2193-1801-2-222.
2. Schafer JL, Graham JW. Missing data: our view of the state of the art. *Psychol Methods*. 2002;7(2): 147–177.
3. Enders CK. *Applied Missing Data Analysis*. New York: Guilford Press; 2010.
4. Anderson JV, Mavis BE, Robison JI, Stöffelmayr BE. A worksite weight management program to reinforce behavior. *J Occup Med*. 1993;35(8):800–804.
5. Microsoft Office: Statistical Functions for Excel. https://support.office.com/en-us/article/statistical-functions-reference-624dac86-a375-4435-bc25-76d659719ffd. Accessed February 6, 2020.
6. Google Sheets Function List. https://support.google.com/docs/table/25273?hl=en. Accessed February 6, 2020.
7. Norman GR, Streiner DL. *Biostatistics: The Bare Essentials*. 4th ed. Shelton, CT: People's Medical Publishing House; 2014.
8. Ghiselli EE, Campbell JP, Zedeck S. *Measurement Theory for the Behavioral Sciences*. New York: WH Freeman and Company; 1981.
9. Jamieson S. Likert scales: how to (ab)use them. *Med Educ*. 2004;38:1212–1218.
10. Norman G, Likert scales: levels of measurement and the "laws" of statistics. *Adv Health Sci Educ*. 2010;15(5):625–632.
11. Joshi A, Kale S, Chandel S, Pal DK. Likert scale: explored and explained. *Br J Appl Sci Technol*. 2015;7(4):396–403.

12. The American Association for Public Opinion Research. Standard Definitions: Final Dispositions of Case Codes and Outcome Rates for Surveys. 9th edition. AAPOR. Available from: https://www. aapor.org/AAPOR_Main/media/publications/Standard-Definitions20169theditionfinal.pdf. Accessed February 6, 2020.

13. Phillips AW, Friedman B, Durning SJ. How to calculate a survey response rate: best practices. *Acad Med.* 2017;92(2):269.

14. Groves RM, Peytcheva E. The impact of nonresponse rates on nonresponse bias: a meta-analysis. *Public Opin Q.* 2008;72(2):167–189.

15. Phillips AW, Reddy S, Durning SJ. Improving response rates and evaluating nonresponse bias in surveys: AMEE Guide No. 102. *Med Teach.* 2016;38(3):217–228.

16. Halbesleben JR, Whitman MV. Evaluating survey quality in health services research: a decision framework for assessing nonresponse bias. *Health Serv Res.* 2013;48(3):913–930.

17. Harris M, Taylor G. *Medical Statistics Made Easy.* 3rd ed. Banbury, UK: Scion Publishing; 2014.

18. Windish DM, Deiner-West M. A clinician-educator's roadmap to choosing and interpreting statistical tests. *J Gen Intern Med.* 2006;21:656–660.

19. Lambdin C. Significance tests as sorcery: science is empirical—significance tests are not. *Theory Psychol.* 2012;22(1):67–90.

20. Greenland S, Senn SJ, Rothman KJ, Carlin JB, Poole C, Goodman SN, et al. Statistical tests, P values, confidence intervals, and power: a guide to misinterpretations. *Eur J Epidemiol.* 2016;31:337–350. 10.1007/s10654-016-0149-3.

21. Wasserstein RL, Lazar NA. The ASA Statement on p-values: context, process, and purpose. *Am Stat.* 2016;70(2):129–133. doi: 10.1080/00031305.2016.1154108.

22. Cohen J. *Statistical Power Analysis for the Behavioral Sciences.* 2nd ed. Hillsdale, NJ: Lawrence Erlbaum Associates; 1988.

23. Sullivan GM, Feinn R. Using effect size—or why the p value is not enough. *J Grad Med Educ.* 2012;4(3):279–282.

24. LaDonna KA, Taylor T, Lingard L. Why open-ended survey questions are unlikely to support rigorous qualitative insights. *Acad Med.* 2018;93(3):347–349.

25. Kalpokaite N, Radivojevic I. Demystifying qualitative data analysis for novice qualitative researchers. *The Qualitative Report.* 2019;24(13):44–57. Retrieved from https://nsuworks.nova.edu/tqr/vol24/iss13/5. Accessed February 6, 2020.

26. Dye JF, Schatz IM, Rosenberg BA, Coleman ST. Constant comparison method: a kaleidoscope of data. *The Qualitative Report.* 2000;4(1):1–10. Retrieved from https://nsuworks.nova.edu/tqr/vol4/iss1/8. Accessed February 6, 2020.

27. Morrow SL. Quality and trustworthiness in qualitative research in counseling psychology. *J Couns Psychol.* 2005;52:250–260.

28. Kennedy TJ, Lingard LA. Making sense of grounded theory in medical education. *Med Educ.* 2006;40:101–108.

报告指南

Anthony R. Artino, Jr., PhD ■ Anna T. Cianciolo, PhD ■ Erik W. Driessen, PhD ■ David P. Sklar, MD ■ Steven J. Durning, MD, PhD

本章目录

如果能仔细设计和实施调查的话，那么调查就可以用来回答其他研究方法无法回答的问题（见**第一步：评价需求**）[1]。以调查为基础的研究面临的最终挑战是以一种完整且令人信服的方式记录研究，使得调查工具及其数据有意义。这些记录需要放在适当的背景之下，并尽可能使其对其他人也有用。有效的以调查为基础的研究报告不仅必须包括对调查结果的完整描述，还要包括对调查工具的说明、调查的设计和开发过程、效度验证的情况以及调查的实施过程。知识点 4 总结了全面报告的优势。

表 16 列出了文献中可用的几份调查报告指南。本章末尾还列出了根据 Artino 等

提出的报告指南的完整建议清单[2]。虽然通过阅读知名的医学教育期刊上已发表的调查研究报告，可以推断出组织调查报告的一般惯例，但根据表 16 中的指南，并非所有发表的文章都采取了最佳的做法[3-4]。本章细化了这些指南中的一些内容，重点关注调查设计者（研究者和教育者）在报告调查研究时遇到的特别棘手的实际问题。提供的建议都源于文献和作者作为研究者、审稿人和期刊编辑的经验。报告指南清单上的要点并非全都包含在接下来的内容中。

知识点 4 ■ 全面报告的优势

全面的调查报告：
- 能够让读者评估调查数据的可信程度，从而做出有效的推论。
- 帮助读者判断调查工具在其自身环境中使用的潜在相关性。
- 为审稿人和编辑提供必要的信息，以评估调查研究是否值得信任并适合发表等其他考虑。
- 便于调查的再利用、研究复制和知识汇总（如系统综述和 meta 分析）。

表 16 ■ 文献中的调查报告指南清单

清单	说明	链接	二维码
Bennett 等[6]	综合了 Kelly 等、Burns 等、Draugalis 等和美国民意研究协会的报告清单。这是目前最全面的清单	https://bit.ly/2kxEA1x	
Kelley 等[7]	作者主观推荐。该清单侧重于并行数据	https://bit.ly/2zgOqa4	
Burns 等[8]	作者主观推荐，但不是以清单的格式呈现	https://bit.ly/38jZaGc	
Draugalis 等[9]	作者基于美国民意研究协会的清单修改后的版本。侧重于效度和信度	https://bit.ly/39kWFUn	
美国民意研究协会（American Association for Public Opinion Research，AAPOR）[10]	指导原则较为宽泛，没有详细的清单	https://bit.ly/2QbKzTW	
Eysenbach[11]	作者主观认为该版本为互联网专用清单	https://bit.ly/2m4u1n5	
Artino 等[2]	该版本是医学界的调查报告指南	https://bit.ly/3aZqOKE	

注：在网站（https://www.equator-network.org/reporting-guidelines/）上可以找到许多研究方法的指南

这一章的其余部分是按照经典的研究文章中的几个部分来组织的，有"引言""方法""结果"和"讨论"四个部分。然而，需要注意的是，对于如何或在何处报告调查信息，很少有"永远不变"的规则。这些建议为我们开展严肃和反思性的写作过程提供了一个起点。Lingard 和 Watling 的一篇发表在 *Academic Medicine* 上的文章的"最后一页"指出[5]：好的研究文章强调"方法"和"结果"，但更出色的研究文章会将所做的事情和发生的事情纳入一个引人入胜且有说服力的故事中。作者在"引言"和"讨论"中展开的宏大叙事，为研究文章提供了清晰的背景、目的和受众群体；同时也阐明了对于未来研究的启示。从这个角度来看，高质量的调查报告不但要呈现调查，还要说明其结果如何推进了研究目标和研究问题的实现。

经验之声

　　虽然稿件通常有放置特定信息的标准位置，但我们鼓励作者将报告信息放置在最适合研究讲述故事的地方。这方面的一个很好的例子是信度和效度验证，它可以放在"方法"部分，也可以放在"结果"部分，或者两部分都呈现，这取决于研究目的和文稿的目标读者。最重要的一点是，它提供了必要的信息，并为研究的整体故事做出了有意义的贡献。

　　从技术上讲，大多数调查研究都是前瞻性观察研究，但专门为观察性研究设计的观察性研究报告质量指南（STROBE）与之并不完全相适应。此外，现在没有一套公认的调查准则。归根结底，没有一套正确或错误的指导方针可供使用。尽管如此，重要的一点是使用已发布的清单并在文章中引用它，就像使用任何其他报告指南一样。

　　因此，以调查为基础的研究文章应包含报告指南所确定的必要信息，这些信息应该以流畅的方式呈现出研究所做的工作。除了问"应该报告什么信息？应该报告多少信息？"，同样重要的是要问"收集到的数据对所调查的问题有什么意义？哪些信息对于目标群体而言是必不可少的？"。用一个病例来做比喻，问题可能是："支持该诊断的相关发现是什么？医生应该如何将这些发现呈现给对此病例感兴趣的医生？"

引言

说明开展这项调查的理由

　　文献中提供了许多撰写有效引言可参考的通用指南[5, 12]。指南强调了清楚地界定研究所涉及的概念或说明实际问题的重要性，并有力地论证为什么所选择的研究设计能有效地完成这一目标。当报告一项调查研究时，要清楚地阐明为什么该调查工具是这项工作的最佳工具。调查是衡量不能直接观察的事物的理想方法，涵盖态度、意见和信念，如住院医生对反馈的满意度或医学生在课堂上的体验。然而，由于无法直接观测受访者的行为，调查的代价可能是牺牲部分研究意义。例如，课程评估调查可以很容易地衡量学习者的满意度，但它可能无法评估学生的实际学习情况或行为变化。调查设计者必须清楚地阐明他们是如何应对这些局限的，以及为什么通过调查来回答他们的研究问题是有意义的。

　　描述理由的常见位置是在"引言"部分或"方法"的靠前部分，这些也是描述研究设计的位置（知识点 5）[13]。如果使用多种方法，如调查加考试分数或半结构化访谈，就必须解释这些方法之间的联系，特别是不同的数据来源如何以一种全面的方式回答研究问题。

知识点 5 ■ 阐明调查理由的示例[13]

"目前学界已经采用了许多不同的方法来衡量严重的研究不端行为和其他有问题研究实践（questionable research practices，QRP）的频率。这包括基于已证实的研究人员欺瞒行为和论文撤稿案例，以及政府资助方的研究审计结果。这种方法是有局限性的，因为它们是根据已发现的不当行为计算的，而发现这种不当行为本身是困难的。此外，将故意的不当行为与诚实的错误区分开来也是十分困难的。因此，这种方法大大低估了学术不端和有问题研究实践的真实频率，因为只有研究人员知道他们是否故意以不道德或有问题的方式行事。为了解决这些挑战，我们用调查的方法直接询问科学家的研究行为，如同对任何社会不良行为的测量一样，通过自我报告来评估学术不端行为很可能低估了这些行为真正的发生频率或现存的比例。尽管如此，如果运用得当，调查方法可以产生合理的估计，让我们对问题的范围有一个大致的了解。"

方法

描述调查工具是如何编制的或者是如何根据现有调查改编的

　　调查设计人员应该提供一份完整且充分的描述，说明他们的调查是如何创建的，或者是如何根据先前公布的调查工具改编的。同样，如果可能的话，解释为何没有使用以前发表的工具也很重要。通常提供的信息需要包括：①是如何搜索和找到（或说明没有找到）之前的调查工具的；②题项编制者的资质；③编制调查工具的顺序，从构思到调查草稿，再到预测试和试点测试。如果之前发表的调查报告是从另一种语言翻译过来的，那么翻译和验证其准确性的过程也应该在"方法"部分中报告出来。在"方法"中设置一个单独的小节，例如"工具开发"，可以帮助读者定位到此类信息。

讨论如何在开展全面调查之前对调查工具进行预测试

　　描述如何制作调查工具的一个关键部分是描述预测试的工作。每种调查工具，尤其是新的或改编的调查，都应经过预测试，并在手稿中详细说明该过程。预测试（在"第二步：构建调查"和"第三步：建立证据"）包括专家评议、认知访谈和试点测试等工作，这些都可以帮助我们证明调查的内容是完整的，受访者可以理解（并且可以回答）调查中提出的问题。阐释预测试活动的详细程度应达到足以让其他人充分了解该研究所做的工作内容，从而在需要时复制研究。需要提供的信息有：①专家的人数、他们的资格，以及是否能代表所有利益相关者；②提供认知访谈并完成试点测试的人数和背景；③完成试点测试的人能在多大程度上准确地代表更大的研究样本；④在一些情况下，还要说明基于预测试而对调查做出的修改（知识点 6）[14]。

提供最终版的调查工具

调查设计者应提供一份完整的、格式规范的调查工具，将其放置在文章的附录或网上的补充材料中（后面会有更多的介绍）。如果能有可导出的 PDF 或文字处理文档会更好，因为它可以让读者准确地看到受访者在接受调查时看到的内容。

知识点 6 ■ 报告预测试的示例[14]

"本研究编制了一份由 16 个李克特型题项或叙述性提问组成的调查问卷。认知预测试，特别是出声思维法被用来确保受访者能正确理解问题。经过微小的修改，更新后的调查问卷也再次成功地经过了验证。然后，代表抽样框中所有专业的 11 个人对调查工具进行了预测试。没有人提出任何质疑，来自这 11 个人的初步数据接近我们的预期。"

经验之声

仅仅在表格或图中提供每个调查题项的简略版本是不够充分的报告方式，仅仅复制、粘贴题项而不包括回答选项的标签也是不够的。问题的措辞和格式会在调查的回复中（统计中和实际上）产生显著差异。最透明、最值得推荐的描述调查工具的方式是与读者分享原始的调查工具或在线调查问卷的文字导出版本。

详细说明调查工具的使用方式和时间

以调查为基础的研究文章不仅要包括调查的最终版本，还要包括对调查实施方式的描述。"**第四步：实施调查**"中所做的一部分关键决定应在此详细说明，从激励措施和调查预告到谁提供指导、调查何时进行，以及邀请和提醒应答的时间都应该包括在其中。有时相对的时间比确切的日期更重要。例如，考虑两次关于学业压力的同一个调查：分别在住院医师录取的不久之前和之后的一段时间内进行。由于压力和焦虑会对调查受访者产生影响，两次调查可能会产生差异很大的结果（并且应答率差异也很大）。同样重要的是调查的形式（基于网络的、基于纸质的或采访的形式）、是否匿名调查以及完成调查需要多少时间。

由于稿件长度的限制，需要经过深思熟虑之后，决定将哪些细节放在"方法"部分，而不是放在附录或仅放在网上发布的补充材料中。在做出这些决定时，重要的是要认识到调查的实施不仅影响谁会来应答，也影响了他们会如何应答调查问卷。读者在阅读以调查为基础的研究报告时应该能够判断实施方法是否能影响以及如何影响所收集到的数据的意义。另外，研究性调查通常可以在其设计的研究之外使用，如果读者要评估调查工具在多大程度上可以迁移到其他环境中，无论是否修改调查工具，有关实施环境的信息都是至关重要的。

结果

描述调查对象、应答率以及如何评估无应答偏倚

在继续回答研究设计的问题和呈现更详细的调查结果之前，调查设计者应首先让读者了解他们进行调查时发生了什么。具体而言，设计者应报告谁完成了调查以及他们对题项的应答程度。如前所述，这种信息是澄清研究结果的局限性和了解不同样本在不同条件下可能发生的情况的一个关键部分。

调查对象

一般来说，应该在报告中描述调查者的特点（即样本大小、基本人口统计学特征；知识点 7）[15]。当调查是横断面研究或在多个机构进行的时候，通常需要提供每个队列或机构的参与者具体信息，除非提供这种信息与研究设计不兼容（例如，在一个关于幸福感的多机构研究中，医学院可能只愿意提供该学校的汇总结果）。如果在多个场景下进行一个纵向调查，应该报告每一次调查的参与者的信息，并记录受访者的流失情况。

知识点 7 ■ 受访者报告示例 [15]

"最初的 391 个电子邮件地址样本中有 54 个地址因无法投递而被退回，最终一共有 337 个有效的电子邮件地址。根据 Qualtrics 平台的数据，有 141 名受访者开始了调查，109 名受访者完成了调查，总体应答率为 32.3%（109/337）。将初次发放即应答与提醒已经发放问卷后才应答的调查对象的特征进行比较，发现两类人在性别、学术声誉、最高学位、最高学位学习领域、地区、医学教育经验年限或过去两年的同行评议出版物方面没有明显差异。"

应答率

如果可能，应使用"**第五步：数据分析**"中提到的美国民意研究协会建议的 16 个应答率的官方定义之一来报告应答率[16]。如果这些定义都不适合该研究，则应详细报告专属于本研究的应答率定义。例如，"根据美国民意研究协会的定义 2，最终应答总数为 371，应答率为 67%"之类的陈述简洁地传达了潜在受访者的总数、实际受访者人数、潜在受访者是否都符合受访者的标准以及结果是否包括全部受访者的回答，这些所有的描述对于读者正确理解调查结果都是必不可少的。

无应答偏倚

没有一个"特定的数字"，低于这个数字无应答偏倚就会成问题或者高于这个数字无应答偏倚就不是问题。当应答率为 20% 时，很有可能没有无应答偏倚[17]。同样地，当应答率为 80% 时，仍然有可能有无应答偏倚。问题的关键在于透明度：调查设计者应该报告他们如何评估无应答偏倚，以及是否在适当的情况下采取了措施纠正（例如，使用分层样本或分析不同时期的样本）。调整无应答偏倚就像在回归中处理混杂因素，所以报告原始数据和调整后的数据是比较合理的方式。我们推荐读者回顾"**第五步：数据分析**"，和查阅其他文献[17-18]。

提供信度和效度证据

用于收集和报告信度和效度证据的框架通常在"方法"部分介绍，而信度和效度数据通常在"结果"部分介绍，特别是当研究是一项工具开发研究和效度研究时。然而，这种信度和效度的证据也可以在"方法"一节中提出。此外，选择效度框架的理由也很重要，通常在"方法"部分报告，因为效度（和可靠性）证据的呈现方式取决于该框架（**第三步：建立证据**）。

经验之声

对于"我们在哪里报告我们的效度结果？"这个问题，答案根据研究目的、设计和期刊偏好而有所不同。正如在"**第三步：建立证据**"中所讨论的，一个有用的指导原则是：如果验证是研究的主要目的的背景（例如，主要目的是展示调查结果，这有助于回答一个实质性的研究问题），那么效度证据结果可能最适合放在"方法"部分。而如果验证是研究的主要目的（例如，开发和测试一种新的调查工具），那么效度结果最好在"结果"部分报告。

通常情况下，要在报告中用 1 ～ 2 段文字依次描述每个效度来源，并提供证据支持（知识点 8）[19]。在"方法"和"结果"部分之间往往会有一个模糊不清的地方，因为一些效度来源，如内容有效性（例如专家评议）可能会在"方法"部分报告，而类似"与其他变量的关系"的部分可能会在"结果"部分报告，作为主要和次要目标的研究结果的一部分（例如，调查题项或量表与调查中测量的其他变量之间的相关性）。

知识点 8 ■ 效度框架的报告示例[19]

"我们使用了 DeVellis 的八步法框架来开发工具，Messick 的统一有效性理论为我们的验证方法提供了依据。此外，我们的验证方法是根据 van der Vleuten 的效用公式来考虑工具的可接受性。"

最后，调查设计者应该根据他们的样本数据，报告研究中使用的每个调查工具（或调查量表）的信度和效度的统计数据。报告之前使用了同一个调查工具的研究（不同的样本）的信度和效度的统计数据，可以支持该调查的可信度，说明该工具的适用性，但这样做不能够替代报告当前调查的信度和效度的统计数据。

以简明易懂的格式呈现结果并进行分析

与新手医生的病例报告类似，调查设计新手的调查结果报告可能过于全面，从而掩盖了关键点，也有可能过于简化，忽略了重要的细节，从而在解释和使用中出现了错误。有关如何报告调查结果的常见问题包括："应报告什么资料？有多少信息太多（或太少）？信息应该如何分组？"其实，这些问题都没有一个准确的答案。正如本章开头提到的，这取决于讲述的故事和目标群体。

➡ 经验之声

一些调查设计者制作了一份单独的内部文档，其中包含所有数据（远远超出了应报告的范围），然后先从内部文档中制作一个"结果"部分的大纲（很像文稿的大纲），以便轻松移动信息，从而更好地叙述调查结果。例如，所有研究的数据是否都应该按顺序呈现，即从题项到量表再到推断结果？还是应该对每种量表分别报告题项信息和推断结果？答案是要有逻辑地讲述最有用的故事。关键在于，调查设计者可以使用数据大纲来尝试不同的叙述方式，从而了解哪种叙述效果最好。

题项数据

基本的定量题项数据包括调查中每个题项的平均值（或中位数）、标准差（或众数）、频数和百分比。这些数据可以传达出调查对象是如何完成调查的重要信息，而且它们可能会揭示出一些影响调查对象回答的因素，而这些影响因素并不是调查设计者所要研究的。例如，均值很高或很低而标准差很小的题项可能表明受访者感到有压力（直接或间接的压力），从而以一种固定的方式作出回应。这种现象并不少见，当人们被要求报告自己或他人的被社会认可（或不认可）的态度或行为时[20]，可能就会对调查分数的效度产生负面影响（见**第三步：建立证据**）。报告定量题项数据的另一个重要原因是证明是否选择了合理的统计检验方法（如参数或非参数检验）。

是用带有平均值和标准差的表格、带有中位数和众数的表格、带有排名的表格、直方图，还是只用书面文字来展示题项，取决于如何对数据进行最佳解释（关于分类变量、比率和定距变量的论证，见**第五步：数据分析**）。分析需求还可以决定数据的呈现方式。例如，如果数据分布违反了正态性假设，那么可能就需要使用非参数检验来分析数据，在这种检验中，选择中位数和带直方图的形式比均值和标准差更合适。但是，以直方图形式呈现每个题项很快就会使文稿体量变得庞大。而且，如果每个题项的应答选项不同，就很难创建和解释表格。不鼓励将直方图用于每一个题项，直方图甚至也很少对单个题项有帮助，除非是用于与研究问题明确相关的重要分层比较。

如果某个数据被合理地认为是连续的，每个题项的标准差的平均值可以简单地写在每个题项的文本中（或每个量表得分；请参阅知识点 9[21] 和本章后面的内容）。读者可以通过参考工具（提供完整的最终工具是另一个非常重要的原因）来了解所有的应答选项，也可以在文本中描述这些内容。不过，重要的是要包括问题的选项，以便为数据分析提供铺垫。例如，"学生对课程普遍感到满意，4.2±0.5"，如果没有问题选项的说明，即 1＝完全不满意、5＝非常满意，那么满意度得分就没有意义。向读者说明每个题项的全部内容也不太好，因为这会分散读者对正在讲述的故事的注意力。

如果能将数据处理为分类数据，一般要报告每个选项类别的频率百分比。在文稿中，应该用百分数的形式报告应答的总人数或选择某个选项的实际人数，以便读者可以计算原始频率（知识点 10）[22]。此外，如果调查工具使用了几个有明确回答选项的题项，它们则很容易地被汇总成一个表格。如果表格不能清晰地呈现数据，作者可以考虑用直方图、堆叠条形图（图 6）或其他图形等可视化的方式来展示这些数据。

知识点 9 ■ 连续性数据的报告示例[21]

"总得分的数值范围为 13 ～ 42（潜在范围为 11 ～ 50），平均值和中位数为 24，呈正态分布（Shapiro-Wilk 检验，$p = 0.4$）。这个得分的四分位数分别是：第一个四分位数 ≤ 20（$n = 32$），第二个四分位数为 21 ～ 23（$n = 30$），第三个四分位数为 24 ～ 27（$n = 33$），第四个四分位数 ≥ 28（$n = 30$）。"

知识点 10 ■ 分类数据的报告示例[22]

"很多学生使用个人电话和医疗团队成员沟通与患者有关的事项（86%，85/99）及与患者无关的事项（93%，92/99）。虽然 71%（70/99）的学生的手机有密码保护，但调查显示，26%（26/99）的学生的手机缺乏任何形式的安全措施。"

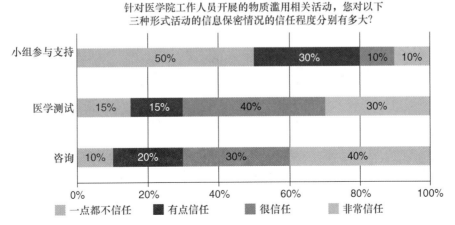

图 6 使用本书引言中的示例展示分类数据的水平堆叠条形图示例

并非总是需要在"结果"部分报告调查题项的结果。例如，如果研究目标是评估某个变量的取值，例如 Maslach 倦怠量表[23]，那么重要的是量表得分，而不是量表中的单个题项得分（见本章后面关于量表的其他信息）。基于数据透明原则的考虑，在某些地方（如附录）报告题项的每个选项的情况是可行的。但除了效度和信度分析外，单个题项的得分没有总体量表或子量表的分数那么重要。

量表数据

正如在"**第二步：构建调查**"中所讨论的，调查量表经常被用来测量更复杂的构念。例如，学习动机及策略问卷[24]试图捕捉一些特定课程方面的动机和自主学习情况，并包括一些用于衡量动机组成部分（例如自我效能感、任务价值和考试焦虑）和调节策略（例如批判性思维和努力调节能力）的子量表。

呈现量表或子量表的数据可以让读者了解它们在多大程度上代表了各自的维度，进而读者能够了解用这些量表得分进行的附加分析或对它们想要测量的内容的结论应该有多大的信心。作为构念的操作化处理方法，量表所起到的作用可大可小，这取决于样本和研究背景；这就是为什么在以量表为基础的研究中，量表数据都很重要。当量表的使用偏离了量表编制者的意图时，这一点则尤为明显。需要报告的量表数据包括量表得分的平均值和标准差以及内部信度估计值（通常报告 Cronbach α 系数；表 17）[25]。在更详细和复杂的调查工具验证工作中，调查设计者还可以选择报告量表或子量表上题项的相互关系，以及多维度上分析的结果，如探索性或验证性分析、概化研究或 Rasch 模型结果。详细介绍如何报告这些更高级的分析的结果超出了本书的范围，但有一些有用的资源可以提供帮助[26-28]。

推断数据

通常，调查研究会探讨多个变量之间的相互关系，例如同理心、精神和倦怠之间的关联。人口统计学变量、调查题项和（或）调查量表之间的关系也可能是令人感兴趣的，这取决于需要解决的研究问题。尽管传统做法是先报告描述性数据，然后报告统计推断数据，但有时最好在"结果"部分结合描述统计报告统计推断的结果。

结合定量数据和定性数据

当调查获取了定量（数字形式）和定性（开放式，自由文本形式）数据时，将定性结果放在哪里可能是一个挑战。定性结果应该在定量结果之后出现吗？或者是否应按调查题项的顺序展示结果？如有多于一项的开放式题项，是否应将所有题项的定性结果一并展示出来？对这些问题的回答有一个简短但不能令人满足的答案："这个视情况而定。"它取决于研究设计了什么样的开放式问题，以及这些题项的答案与定量题项的结果有什么意义上的关联。定性题项的结论应自然而然地在所讲的故事中出现，以帮助读者理解正在研究的理论和（或）实际现象。

表 17 ■ 研究的描述性统计、Cronbach α 系数和 Pearson 相关系数 [25]

变量	均值	标准差	题项数量	Cronbach α 系数	1	2	3	4	5	6	7
1. 工作价值	4.45	0.48	6	0.85	—	0.39*	0.51*	− 0.08	− 0.28**	0.26**	0.01
2. 自我效能感	3.77	0.70	4	0.85		—	0.27**	− 0.36*	− 0.23***	0.17	0.08
3. 享受	3.76	0.56	4	0.76			—	− 0.24**	− 0.30*	0.16	0.2***
4. 焦虑	3.01	0.80	4	0.81				—	0.03	− 0.25**	− 0.19***
5. 厌倦	2.69	0.84	3	0.81					—	− 0.26**	− 0.16
6. 课程考试成绩	82.62	5.86	—	—						—	0.64*
7. 出科考试分数	547.35	86.92	—	—							—

注：* $p < 0.001$；** $p < 0.01$，*** $p < 0.05$。所有维度的量表均为 5 点测量。出科考试（shelf examinations）由国家医学考试委员会（NBME）组织

一般来说，在调查研究中，定性数据主要有两种呈现方式：①与定量题项结合作为"其他"选项；②单独的需要文字回答的题项（即设计为开放式回答）。通常情况下，选择"其他"的频率并不高。如果它们在回答中所占的比例不大（由作者和编辑决定），那么在文稿中报告频率较多的回答也是合理的。但是，如果选择"其他"的人数达到了一个具有实际意义的比例，例如5% ~ 10%，那么需要对这些开放式回答进行某种可复制、有记录的内容分析，然后在文本（或附录中）进行报告，并附上频率和示例回答。请注意，解释此类答复时应谨慎行事，因为"其他"答复的比率很高意味着问卷提供的选项不够充分，因此可能许多应答者的答复与选项的预期不同。有时，在这种情况下，必须将题项从正式分析中删除。无论采用哪种方式，都应在文稿中充分说明所做的处理。

当调查设计了开放式题项，则应该使用更系统的定性方法（例如主题分析）来分析回答（见**第五步：数据分析**）。理想情况下，调查中的开放式题项旨在收集不易量化的数据，或提供比量化题项更深入的数据。例如，在教育调查中，开放式题项的一个常见用途是收集稍微详细的信息，即为什么受访者认为某个特定的课程是有用的，以及他们对改进该课程的建议。这些题项通常伴随着定量题项，如受访者对课程和教师的满意度评价。如果是讲述受访者对课程的看法这一相对简单的故事，最简单的做法是在定量数据之后完全呈现定性结果。这种方法使读者能够先衡量总体满意度，然后探索影响这些满意度评价的可能因素。

然而，在将定性方法应用于调查时，有一些重要的注意事项。对于试图获得可信的、丰富的、描述性数据的调查设计者来说，很多时候在调查问卷中设计开放式问题是一个糟糕的选择[29]。应该仔细考虑是否使用自我报告的开放式题项来处理那些需要高质量定性研究方法才能解决的研究问题[30]；在许多情况下，学者对这个问题的答案是坚决的否定态度。

表、图和文本的结合

俗话说"一图胜千言"，在报告调查结果时尤其如此，特别是在医学教育期刊上，这些期刊通常有相当严格的字数限制。关键的目标是在文本、表和图之间取得适当的平衡。毕竟，大多数期刊在表和图的篇幅方面也有限制。更重要的是，根据目的选择使用文本、表和图有助于用简洁、引人入胜且有意义的方式讲述故事。

在调查研究中，表和图的最佳用途通常是进行比较，因此任何相关的文本通常都应该用来突出重点。如果作者发现自己在讨论表中的每个题项，那么这个表可能就没有必要了[31]。值得强调的是，不建议用图、直方图和表呈现单个题项的情况，因为它们占据了过多的空间，而且提供的信息并没有超过文字描述中的内容。

李克特类型的题项（即使回答的选项完全相同）也可以在表中显示，并在最后一列中提供相应的差异性分析。如果有助于直观地进行比较，并且文稿中提供了实际的量表，那么表中题项的表述顺序可以与工具中的顺序不同。

有时，尤其是一个调查工具很大，包括许多量表，在文稿的正文中报告所有题项在所有选项上的分布并不可行。尽管如此，提供完整结果的一种方法是，在给读者的调查量表副本的每个题项旁边列出频率和百分比，该部分通常包含在附录中。

⭕ **经验之声**

> 不同的期刊对文本、表和图的格式有不同的要求。在应用此处提供的建议的同时，还应仔细检查目标期刊向作者提供的说明。一般来说，通过检查期刊的作者说明、以前发表的论文和社论中详述的指南意见，全面了解特定的编辑的要求，以尽可能最好的方式展现研究。

讨论

讨论与研究目标和研究问题相关的发现，并描述研究的局限性和外推性

报告结果之后，故事将在"讨论"部分结束。为了突出与研究问题和与总体研究目标直接相关的发现，"结果"部分已经过精心组织，所以读者应该可以很容易了解这一点。"讨论"部分通常首先总结与假设有关的主要发现（如果适用的话），然后向读者评估结果是如何推动（或不能推动）研究问题的。此外，"讨论"部分应该诚实地概述研究的局限性，以及研究结果在其他情境（例如，不同的环境、人员和结局指标）的外推性。

对于许多调查设计者来说，撰写"讨论"部分具有挑战性，至少有两个原因。首先，"讨论"部分往往不像"方法"和"结果"部分那样公式化。因此，"讨论"有时可能需要作者多一点创造力。其次，到目前为止，在撰写过程中，论文的其他部分已经基本完成，此时调查设计者可能有些疲倦。尽管讨论如何撰写出色的"讨论"部分的所有细微内容超出了本章的范围，但我们鼓励感兴趣的读者阅读其他地方提供的指导[32]。

知识点 11 ■ 推荐报告的并行数据：缩略版条目对照表

- 受访者纳入资格的详情情况
- 如何计算应答率
- 调查设计、预测试和验证的详细信息（例如专家审稿人的资格证书、认知访谈细节等）
- 调查的实施细节（例如电话记录、面试官的特征）

注意：具体情况会因为使用的方法和工具的不同而异。没有关于最低标准的官方建议[35]

经验之声

可以将"引言"部分和"讨论"部分放在一起修改，从而使其前后呼应。这种方式有助于我们直观地看到"讨论"部分是如何以及在什么地方呼应"引言"部分提出的问题，在已有认知的基础上进一步发展，并指向未来的研究和实践。它还可以揭示出"讨论"部分在哪些方面超出了数据的范围，在哪些方面需要加以完善以保持故事的扎实程度。

附录

附录是一个有用的工具，它不但可以帮助我们不超过目标期刊的字数限制，还可以使文章符合本章中提到的报告准则。附录有时会作为已发表文章的一个组成部分，但更多地是作为补充性的"仅可在线查看"的材料。决定在附录中放什么，需要确定哪些信息对于讲述故事和解释研究是必不可少的（因此这部分应该放在文章的主体部分），而哪些材料对于理解主要故事之外的其他需要进一步"深入研究"的内容更有帮助（例如，调查在不同环境的不同目标人群中的潜在效果）。关于附录的另一个例子是要在文章中介绍调查工具，但由于篇幅的原因，通常在附录中列出完整的调查工具。

已发表文章中的附录也可以提供有助于解释研究结果的详细信息，但如果在文章正文中出现，可能会掩盖主要信息，因为它不是必要的信息。这方面的例子还包括因子分析的因素载荷、用于测试的备用结构方程模型、分组调查结果（例如，不同性别、种族/民族、学习年限、学业成绩等的人的情况），或该研究仅作为大型研究的一部分内容。

调查报告清单中要求的其他一些信息属于并行数据类别，其中许多信息通常适合作为附录。术语并行数据指的是关于调查实施的数据和收集数据的过程。因此，并行数据可以帮助读者更好地了解调查实施的背景，还能在有需要的时候帮助他们复制研究。决定报告哪些并行数据实际上是由作者决定的，这些决定会因调查主题、目标、抽样框、问卷发放模式和其他因素而不同。尽管如此，知识点 11 列出了经常在附录中报告的并行数据以供参考。美国疾病控制和预防中心（CDC）在为其调查提供范例方面做得很好，全国健康访谈调查就是一个很好的例子，尽管这代表了最大限度的展示和披露，但对大多数调查来说这样做不是一定必要的[33]。

本章的部分内容以前曾在 *Academic Medicine* 上发表，经出版商 Wolters Kluwer 公司明确许可使用[2]。

另一个符合开放科学建议的最佳做法是，在免费的共享数据库（如 Figshare）中共享调查数据和并行数据（https://figshare.com）。数据共享有许多潜在收益，包括但不限于提高透明度和加强协作，增加人们对调查结果的信心，以及增强调查人员之间的友好关系[34]。

本章总结

本章为审稿人、编辑和其他眼光敏锐的读者在以调查为主的研究报告中寻找哪些内容提供了指南。然而，有时一些紧急的情况可能会限制调查的完善和报告。例如，对灾害受害者的调查可能需要优先考虑及时性，而不是调查完善的其他方面。在这种情况下，可能没有时间像时间不紧迫时那样对题项进行预测试。在进行调查设计的过程中，资金方面可能有限制，这些限制可能难以克服，特别是对受训人员开展的调查而言。在一个有设计局限性的调查中提出一个有创造性、创新性的想法，仍然可能提供重要的见解。只要能够清楚地认识这些局限性，并且可以在这些局限的背景下理解调查结果，那么在同行评审的文章中与学术界分享这些信息就可能是有价值的。

调查提供了重要的信息，可以指导我们理解当下的教育创新情况和目前学术界面临的挑战。本章的目的是鼓励作者在努力做好调查设计和完善的基础上，详细、完整地报告以调查为基础的研究。我们鼓励研究人员利用调查来提出重要的问题，并与医学教育学术共同体分享他们的发现。通过遵循这个及其他相关指南[1, 28, 36-38]，花在调查项目上的时间将更有效果，对科学界更有价值。更重要的是，通过遵循这些报告指南，以调查为基础的研究文章将有更高的概率发表在具有同行评审的文献中，并被其他学者再次使用（或改编）。最后，更好的调查和调查报告将带来更好的教育研究和评估。

报告指南条目对照表

报告指南	文稿中拟解决的问题
引言	
说明开展这项调查的理由 [a]	☐ 为什么调查是收集数据的适宜方式？ ☐ 如何用调查来回答研究问题？
方法	
描述调查工具是如何编制的，或者如何根据现有调查改编的	☐ 调查题项是如何开发的？ ☐ 回顾了哪些文献？ ☐ 调查题项与所关注的构念有何关系？ ☐ （如果适用）对已发表的调查工具做了哪些修改？为什么？
讨论如何在开展全面调查之前对调查工具进行预测试	☐ 是否有专家对调查进行试点测试？ 　☐ 如果是，请说明他们的资格、数量以及咨询的过程 ☐ 是否进行了认知访谈？ 　☐ 如果是，请描述受访者的情况、访谈了多少人、访谈的程序 ☐ 是否进行了试点测试？ 　☐ 如果是，请描述样本量、参与者类型以及如何进行了试点测试
提供最终的调查工具	☐ 在文章或附录中是否包含一份完整的、格式规范的调查报告？

（续表）

报告指南	文稿中拟解决的问题
详细说明调查实施的方式和时间	□ 最终调查方案的说明是否已足够详细（例如，题项的数量和类型以及处理方式）？ □ 调查实施的方式是什么（例如，网络调查、纸质调查或访谈）？以及在哪里、什么时候进行的调查？ □ 调查是匿名的还是保密的？ □ 联系受访者的方式和频率是怎样的？ □ 受访者需要多长时间完成调查？ □ 受访者完成调查后是否得到补偿？

结果

描述调查对象、应答率以及如何评估无应答偏倚	□ 样本由哪些人组成？以及样本与相关人群的关系如何？ □ 应答率是多少？它是如何计算的？ □ 是否评估了无应答偏倚？如果是，采取了什么措施来解释这种偏倚？
提供信度和效度的证据[b]	□ 用了什么程序和统计方法评估调查的可靠性？ □ 收集了哪些效度证据来源？它们是否能支持对调查结果的预期设想？ 　□ 至少应考虑内容效度和应答过程效度（例如通过专家评议和认知访谈） 　□ 避免使用所谓的"表面效度"作为证据，因为大多数专家都认为这不是一个合理的效度证据来源 □ 如果适用，使用哪种类型的效度框架来指导调查的完善和验证？例如 Messick 的五大来源或 Kane 的四大推断框架 □ 有关收集信度和效度证据的框架和流程的更多详细信息，请参见**"第三步：建立证据"**
以简明易懂的格式呈现结果并进行分析	□ 文章是否只报告了最重要的结果，并以简明扼要的方式报告？ 　□ 以有逻辑的方式展示数据，清晰地传达最重要的发现 □ 表和图是否有明确的标签？是否有必要？以及是否与正文有过度的重复？ □ 表、图、文中的数字是否一致？

讨论

讨论与研究目标和研究问题有关的发现，并描述研究的局限性和外推性	□ 研究结果与研究目标和研究问题有什么关系？ 　□ 根据研究结果，适当地解释研究发现，描述研究的局限性 　□ 考虑其他的解释，驳斥那些不可信的解释 □ 解释结果时应考虑哪些注意事项？ □ 对研究和实践有什么启示？ □ 可以得出什么结论？ 　□ 新手和专家调查设计者都经常从有限的调查结果中得出不适当的结论。应该避免这种做法 　□ 当有疑问时，要做出保守的推断、主张和结论，并使用相应的调查方法和收集的数据作为支持 □ 使用调查来解决研究问题的局限性（和优势）是什么？ □ 研究结果在多大程度上可以推广到其他情境中（例如不同的环境、个人和结果）？

注：[a] 理由也可以在"方法"部分中介绍。[b] 信度和效度证据通常出现在调查研究报告的其他地方（例如"引言"部分、"方法"部分甚至"讨论"部分）

参考文献

1. Dillman DA, Smyth JD, Christian LM. *Internet, Phone, Mail, and Mixed-Mode Surveys: The Tailored Design Method*. 4th ed. Hoboken, NJ: John Wiley & Sons, Inc; 2014.

2. Artino AR, Durning SJ, Sklar DP. Guidelines for reporting survey-based research submitted to Academic Medicine. *Acad Med*. 2018;93(3):337–340. doi:10.1097/ACM. 0000000000002094.

3. Artino AR, Phillips AW, Utrankar A, Ta AQ, Durning SJ. The questions shape the answers: assessing the quality of published survey instruments in health professions education. *Acad Med*. 2018;93(3):456–463.

4. Phillips AW, Friedman BT, Utrankar A, Ta AQ, Reddy ST, Durning SJ. Surveys of health professions trainees: prevalence, response rates, and predictive factors to guide researchers. *Acad Med*. 2017;92(2): 222–228.

5. Lingard L, Watling C. It's a story. Not a study. *Acad Med*. 2016;91(12):e12. doi:10.1097/ACM. 0000000000001389.

6. Bennett C, Khangura S, Brehaut JC, et al. Reporting guidelines for survey research: an analysis of published guidance and reporting practices. *PLoS Med*. 2011; 8(8):e1001069. doi:10.1371/journal. pmed.1001069.

7. Kelley K. Good practice in the conduct and reporting of survey research. *Int J Qual Heal Care*. 2003;15(3):261–266. doi:10.1093/intqhc/mzg031.

8. Burns KEA, Duffett M, Kho ME, et al. A guide for the design and conduct of self-administered surveys of clinicians. *CMAJ*. 2008;179(3):245–252. doi:10.1503/cmaj.080372.

9. Draugalis JR, Coons SJ, Plaza CM. Best practices for survey research reports: a synopsis for authors and reviewers. *Am J Pharm Educ*. 2008;72(1):11. doi:10.5688/aj720111.

10. Best Practices for Survey Research—AAPOR. https://www.aapor.org/Standards-Ethics/Best-Practices. aspx. Accessed February 11, 2020.

11. Eysenbach G. Improving the quality of Web surveys: the Checklist for Reporting Results of Internet E-Surveys (CHERRIES). *J Med Internet Res*. 2004;6(3):e34. doi:10.2196/jmir.6.3.e34.

12. Lingard L. Joining a conversation: the problem/gap/hook heuristic. *Perspect Med Educ*. 2015;4(5): 252–253. doi:10.1007/s40037-015-0211-y.

13. Artino AR, Driessen EW, Maggio LA. Ethical Shades of Gray: International Frequency of Scientific Misconduct and Questionable Research Practices in Health Professions Education, Academic Medicine. 2019;94(1):76–84. doi: 10.1097/ACM.0000000000002412.

14. Yin I, Phillips A, Straus CM. Best reporting practices for multipart CT scans: A pilot evaluation and construction of the optimal analysis methodology. *J Am Coll Radiol*. 2019;16(10):1409–1415. doi:10.1016/j. jacr.2019.02.046.

15. Uijtdehaage S, Mavis B, Durning SJ. Whose paper is it anyway? Authorship criteria according to established scholars in health professions education. *Acad Med*. ePub ahead of print.

16. The American Association for Public Opinion Research. *Standard Definitions: Final Dispositions of Case Codes and Outcome Rates for Surveys*. 9th ed. AAPOR; 2016.

17. Groves RM, Peytcheva E. The impact of nonresponse rates on nonresponse bias: a meta-analysis. *Public Opin Q*. 2008;72(2):167–189. doi:10.1093/poq/nfn011.

18. Phillips AW, Reddy S, Durning SJ. Improving response rates and evaluating nonresponse bias in surveys: AMEE Guide No. 102. *Med Teach*. 2016;38(3):217–228. doi:10.3109/0142159X. 2015.1105945.

19. St-Onge C, Young M, Varpio L. Development and validation of a health profession education-focused scholarly mentorship assessment tool. *Perspect Med Educ*. 2019;8(1):43–46. doi:10.1007/s40037-018-0491-0.

20. Dudek NL, Marks MB, Regehr G. Failure to fail: the perspectives of clinical supervisors. *Acad Med*. 2005;80(10 Suppl):S84–S87.

21. McEvoy JW, Shatzer JH, Desai SV, Wright SM. Questioning style and pimping in clinical education: A quantitative score derived from a survey of internal medicine teaching faculty. *Teach Learn Med*. 2019;31(1):53–64. doi:10.1080/10401334.2018.1481752.

22. Tran K, Morra D, Lo V, Quan SD, Abrams H, Wu RC. Medical students and personal smartphones in the clinical environment: the impact on confidentiality of personal health information and professionalism. *J Med Internet Res*. 2014;16(5):e132. doi:10.2196/jmir.3138.

23. Maslach Burnout Inventory (MBI)—Assessments, Tests; Mind Garden. https://www.mindgarden. com/117-maslach-burnout-inventory. Accessed February 11, 2020.

24. Duncan TGG, Mckeachie WJ. The making of the motivated strategies for learning questionnaire. *Educ Psychol*. 2005;40(2):117–128. doi:10.1207/s15326985ep4002_6.

25. Artino AR, La Rochelle JS, Durning SJ. Second-year medical students' motivational beliefs, emotions, and achievement. *Med Educ*. 2010;44(12):1203–1212. doi:10.1111/j.1365-2923.2010.03712.x.

26. Bloch R, Norman G. Generalizability theory for the perplexed: a practical introduction and guide: AMEE Guide No. 68. *Med Teach*. 2012;34:960–992. doi:10.3109/0142159x.2012.703791.

27. Violato C, Hecker KG. How to use structural equation modeling in medical education research: a brief guide. *Teach Learn Med*. 2007;19(4):362–371. doi:10.1080/10401330701542685.

28. Mccoach DB, Gable RK, Madura JP. *Instrument Development in the Affective Domain: School and Corporate Applications*. 3rd ed. New York: Springer; 2013.

29. LaDonna KA, Taylor T, Lingard L. Why open-ended survey questions are unlikely to support rigorous qualitative insights. *Acad Med*. 2018;93(3):347–349. doi:10.1097/ACM. 0000000000002088.

30. O'Brien BC, Ruddick VJ, Young JQ. Generating research questions appropriate for qualitative studies in health professions education. *Acad Med*. 2016;91(12):e16. doi:10.1097/ACM. 0000000000001438.

31. American Psychological Association. Publication manual of the american psychological association: the official guide to apa style. Washington, DC: American Psychological Association; 2019.

32. Lingard L. Does your discussion realize its potential? *Perspect Med Educ*. 2017;6(5):344–346. doi:10.1007/s40037-017-0377-6.

33. Centers for Disease Control and Prevention National Health Interview Survey: Paradata file description. ftp://ftp.cdc.gov/pub/Health_Statistics/NCHS/Dataset_Documentation/NHIS/2018/srvydesc_para-data.pdf. 2019. Accessed February 15, 2020.

34. Popkin G. Data sharing and how it can benefit your scientific career. *Nature*. 2019;569(7756):445–447. doi:10.1038/d41586-019-01506-x.

35. Council NR. *Nonresponse in Social Science Surveys*. Washington, DC: National Academies Press; 2013. doi:10.17226/18293.

36. Artino Jr AR, La Rochelle JS, Dezee KJ, Gehlbach H. Developing questionnaires for educational research: AMEE Guide No. 87. *Med Teach*. 2014;36:463–474. doi:10.3109/0142159x.2014.889814.

37. Gehlbach H, Brinkworth ME. Measure twice, cut down error: a process for enhancing the validity of survey scales. *Rev Gen Psychol*. 2011;15(4):380–387. doi:10.1037/a0025704.

38. Gehlbach H, Artino AR. The Survey Checklist (Manifesto). *Acad Med*. 2018;93(3):360–366. doi:10.1097/ACM. 0000000000002083.

39. Yudkowsky R, Park YS, Downing SM. *Assessment in Health Professions Education*. 2nd ed. New York: Routledge; 2020.

40. American Educational Research Association; American Psychological Association; National Council on Measurement in Education; Joint Committee on Standards for Educational and Psychological Testing. *Standards for Educational and Psychological Testing*. Washington, DC: American Educational Research Association; 2014.

41. Kane MT. An argument-based approach to validity. *Psychol Bull*. 1992;112:527–535.

总结性思考

Andrew W. Phillips，MD，MEd ■ Steven J. Durning，MD，PhD ■
Anthony R. Artino，Jr.，PhD

在医学教育中，调查无处不在。教育工作者、研究人员和管理人员经常设计和实施调查。本书向读者介绍的调查设计是一门由来已久且不断涌现的科学，采用六步法，用实际案例和经验教训贯穿始终。我们的调查中应该包括这门科学，因为适当的调查是一种科学工具。

上述六个步骤对于编制一个有可能准确反映出受访者的想法、意见、态度和经验的工具至关重要，它对理解和改变医学教育与研究的影响意义重大。

如果没有评价需求（**第一步**），调查设计者有可能错过他们的目标问题，并编制与利益相关者不相关的问卷，也不能对所研究的现象做出贡献。因为构建调查（**第二步**）出现问题的风险很高，特别是当设计者编制出语义模糊且统计上有较大偏差的题项时，测试这些题项和建立证据（**第三步**）的过程就至关重要。在实施调查（**第四步**）和数据分析（**第五步**）之前，所有这些步骤都是必要的。最后，报告指南（**第六步**）确保所有先前的步骤环环相扣，清晰明了，这样做不仅可以完整地描述结果，也能将问卷编制过程、验证工作以及调查实施方式阐释清楚。

本书的重要主题是这些步骤相互联系的程度，以及要求设计者根据特定调查的具体环境进行灵活调整。这六个步骤以及在每一章末尾加入条目对照表的目的不是规定要做什么，而是规定要考虑什么。每个调查项目对每个步骤和对照表要点的选择会有所不同，但是考虑经过验证的调查工具、效度证据等基本过程是不变的。

另一个重要的主题是透明度。因为在很多决策中并不存在"正确"或"错误"的答案，所以最好的答案总是对所做的决策及其原因保持透明。从研究概念到需要报告哪些内容的决定（例如，包括经过验证的工具、当前调查的效度证据、应答率和无应答偏倚计算以及统计方法），都要以详细的方式传达出研究内容，以便数据收集方式可以被复制。相比于仅提供部分报告，这样的方式能使其他调查设计者在先前工作的基础上，对特定框架有更深入的理解。

最后一个关键的看法是，没有哪个"简单的调查"会对教育者和研究者有很大的价值。如果要通过数据为理解或决策提供信息，则应使用现有的或自行开发的最佳工具来收集数据。每一项值得做的调查都应该采用系统的、专业的和正确的方法完成，就像本书介绍的几个步骤一样。我们相信，质量低劣的数据可能比没有数据更糟糕。

我们希望这本书是有帮助的，可以作为调查设计新手的起点，让他们从理论上出发，编制出有用的工具，并希望它能为有经验的调查设计者提供快速参考，帮助研究者反复检查调查设计的完整过程。

研究计划工作表示例

标题：[含有主题的研究题目]
问题：[研究问题，通常涉及整个量表]

1. 测量

    a. <u>主观方法</u>：[调查、访谈、小组访谈，以及其他定性的、主观的研究方法；可能不止一种]

    b. <u>客观方法</u>：[准实验，可以得到数值结果的观察性研究（如课程成绩），以及其他定量方法；可能不止一个]

    c. <u>可能的混杂因素</u>：[在任何主观和客观方法中都必须考虑到人口特征、个人经历、所在地和其他背景变量]

    d. <u>结果测量</u>：[量表、感兴趣的具体题项、课程成绩，以及任何可被测量的因变量]

    e. <u>统计检验</u>：[预先设计的方法和感兴趣的变量的检验]

2. 群体选择

    a. 必要的样本量：[基于所选的统计检验方法的效果分析]

    b. 抽样框：[人口特征、历史变量和其他界定纳入标准的变量]

    c. 排除标准：[人口特征、历史变量和其他界定排除标准的变量]

    d. 控制特征：[如果适用的话，定义测试干预组的基线]

3. 逻辑斯特设计（logistical designs）（适用于有干预措施的研究，如新课程）

    a. 所有组：[所有收到研究协议的参与者]

    b. 控制组：[只有控制组参与者才能收到的研究方案]

    c. 对照组：[只有对照组参与者才能收到的研究方案]

4. 数据库搜索：[可以用于搜索背景信息的数据库列表；应有一份单独的文件记录搜索的记录和发现]

5. 事先的工具检索：[检索过的数据库清单和事先的工具手工检索记录；应该有单独的文件记录搜索情况、结果以及之前试用过的工具的优点和缺点]

6. 关键词：[记录反复搜索的过程，包括最初尝试的关键词和在这过程中发现的其他关键词列表]

7. 其他说明

调查设计条目对照表 [1]

关于调查题项的编制：

你的调查是否……	是	否
……避免将题项的回答选项设计为同意 / 不同意，而是……？		
……使用具有特定构架回答选项的问题？（例如，如果问的是信心，在问题中使用信心："你有多大信心为一个不复杂的儿科患者采集病史？"）		
……一次只问一件事（从而避免设置多条目题项）？		
……使用积极的语言（即避免使用"不""非""否"等）来降低认知处理难度？		
……避免"反向评分"题项（即调查中的题项，其程度递进与量表中的其他题项相反）？		
……使用能回答感兴趣问题的题项格式（即如果问题的目标是确定列表中最喜欢和最不喜欢的项目，那么排序可能比评价更合适）？		
……使用主动语态（即主动语态往往比被动语态更清晰）？		
……避免不合适的假设（即对受访者的知识、生活和工作情况的假设可能不准确）？		

关于回答选项的精心设计：

你的调查是否……	是	否
……使用了适当数量的选项（对于李克特类型的题项而言，5～7 个选项通常就足够了）？		
……将题干与选项匹配（例如，确保题干的措辞和选项的措辞相对应）？		
……包括所有选项的标签？		
……只使用文字标签（通常不需要编号的选项，或者它们对受访者的理解没有用处）？		
……在选项中保持均匀的间距，平衡了视觉上的、数字上的和概念上的距离？		
……避免使用模糊的选项（例如，回答选项可能会有多种解释）？		
……避免使用相互包含的选项？		
……仅在一行或一列中呈现选项？		

关于<u>整个调查</u>的格式和组织：

你的调查是否……	是	否
……第一道题对所有受访者都可能是一个相对容易回答且有趣的问题？		
……在调查问卷的开头问了一些更重要的题项？		
……包括清晰、简洁、一致且不过分复杂的说明？		
……题项适用于每个受访者（或使用跳转题项）？		
……尽可能使用量表，而不是单个题项（特别是对于复杂的主题）？		
……使用一致的视觉布局？		

改编自 Gehlbach H.，Artino Jr. A. R. The Survey Checklist（Manifesto）. Academic Medicine. 2018；93：360-366 and Willis，G. B.，& Lessler，J. T.（1999）. Question appraisal system BRFSS-QAS：A guide for systematically evaluating survey question wording. Report prepared for CDC/NCCDPHP/Division of Adult and Community Health Behavioral Surveillance Branch. Rockville，MD：Research Triangle Institute.

参考文献

1. Willis GB, Lessler JT. *Question appraisal system BRFSS-QAS: A guide for systematically evaluating survey question wording. 1999. Report prepared for CDC/NCCDPHP/Division of Adult and Community Health Behavioral Surveillance Branch*. Rockville, MD: Research Triangle Institute; 1999.

李克特型回答选项示例

待评价的构念	5 分制，单极回答量表	7 分制，双极回答量表
信心	• 没有自信 • 有点自信 • 中度自信 • 很自信 • 非常自信	• 完全不自信 • 中度不自信 • 有点不自信 • 既不是自信也不是不自信（中立） • 有点自信 • 中度自信 • 完全自信
兴趣	• 不感兴趣 • 有点感兴趣 • 中等感兴趣 • 很感兴趣 • 非常感兴趣	• 非常不感兴趣 • 比较不感兴趣 • 有点不感兴趣 • 既不感兴趣也没有不感兴趣（或中立） • 有点感兴趣 • 中等感兴趣 • 非常感兴趣
努力	• 几乎没有努力 • 付出了一点努力 • 有些努力 • 付出了很多努力 • 付出了非常多努力	
重要性	• 不重要 • 有点重要 • 中等重要 • 相当重要 • 非常重要	• 非常不重要 • 比较不重要 • 有点不重要 • 既不重要也没有不重要（或中立） • 有点重要 • 中等重要 • 非常重要
满意度	• 不满意 • 有点满意 • 中等满意 • 很满意 • 非常满意	• 完全不满意 • 中度不满意 • 稍微不满意 • 既不满意也没有不满意（或中立） • 有点满意 • 中等满意 • 完全满意

（续表）

待评价的构念	5分制，单极回答量表	7分制，双极回答量表
频率	<ul><li>几乎没有</li><li>偶尔</li><li>有时</li><li>经常</li><li>几乎总是如此</li></ul>	
质量	<ul><li>差</li><li>一般</li><li>平均水平</li><li>好</li><li>非常好</li></ul>	
真实性	<ul><li>一点都不真实</li><li>比较真实</li><li>有点真实</li><li>基本上真实</li><li>完全真实</li></ul>	<ul><li>完全不真实</li><li>比较不真实</li><li>有点不真实</li><li>既真实也不真实</li><li>有点真实</li><li>比较真实</li><li>非常真实</li></ul>

专家评议表示例

感谢您对所附调查提供专家意见。本次调查主要测量的概念是［插入概念］，它的定义为［插入定义］。简而言之，该研究将涉及［插入方法细节，例如主要和次要研究问题、抽样框等］。

请评价［插入概念］中每个题项的清晰度和相关性。此外，如果您对如何改进题项有其他建议，请在每个题项下方的空白处提供建议。

（注：另一种选择是首先请专家评价所有题项的清晰度，然后询问它们相关性。有关此示例，请参阅 Gehlbach 和 Brinkworth[1]。）

题项 1
［插入题项主干和回答选项］

一点也不清楚	有点清楚	中等清楚	比较清楚	非常清楚

完全不相关	有点相关	中等相关	比较相关	非常相关

改进建议：＿＿＿＿＿＿＿＿＿＿＿＿＿＿＿＿＿＿＿＿＿＿＿＿＿＿＿＿＿＿＿
＿＿＿＿＿＿＿＿＿＿＿＿＿＿＿＿＿＿＿＿＿＿＿＿＿＿＿＿＿＿＿＿＿＿＿＿＿
＿＿＿＿＿＿＿＿＿＿＿＿＿＿＿＿＿＿＿＿＿＿＿＿＿＿＿＿＿＿＿＿＿＿＿＿＿

题项 2
［插入题项主干和回答选项］

一点也不清楚	有点清楚	中等清楚	比较清楚	非常清楚

完全不相关	有点相关	中等相关	比较相关	非常相关

改进建议：＿＿＿＿＿＿＿＿＿＿＿＿＿＿＿＿＿＿＿＿＿＿＿＿＿＿＿＿＿＿＿
＿＿＿＿＿＿＿＿＿＿＿＿＿＿＿＿＿＿＿＿＿＿＿＿＿＿＿＿＿＿＿＿＿＿＿＿＿
＿＿＿＿＿＿＿＿＿＿＿＿＿＿＿＿＿＿＿＿＿＿＿＿＿＿＿＿＿＿＿＿＿＿＿＿＿

......

缺失的题项：接下来，请考虑整个调查，并指出［插入概念］的重要特点，以及这些特点在上面列出的调查题项中有没有得到充分体现。也请附上你的论据。

1. _____
_____
_____
_____

2. _____
_____
_____
_____

3. _____
_____
_____
_____

4. _____
_____
_____
_____

5. _____
_____
_____
_____

6. _____
_____
_____
_____

7. _____
_____
_____
_____

改编自 Gehlbach H，Brinkworth ME. Measure twice，cut down error：a process for enhancing the validity of survey scales. Rev Gen Psychol 2011；15（4）：380-387.

参考文献

1 Gehlbach H, Brinkworth ME. Measure twice, cut down error: a process for enhancing the validity of survey scales. *Rev Gen Psychol*. 2011;15(4):380–387.

定性分析的电子表格布局示例

　　利用简单且便宜的方法，在调查中获得有限定性数据的示例。附录与本书引言中的示例有关。分组的编码说明可以很容易地呈现在表格顶部。每一行对应一个受访者，此图表中的行应与记录其他数据的受访者的 ID 相对应，如人口统计学和量表回答，从而评估关系。这就是在工作表中保留受访者的 ID 如此重要的原因。本示例还显示了两个编码员（AWP 和 ARA，在本例中分别放置在各自栏目的顶部）如何分析相同的回答，以评估评分者之间的一致性。当一个编码员在分析数据时，另一个编码员的列应被隐藏。这种格式使我们很容易对其进行 κ 分析。需要注意的是，在这个例子中，并不是每个单元格都可以匹配，因为编码员的编码结果之间总是会有差异。

注意
对于所有的单元格，1=是，0=不是
区分咨询类型 [例如：医学博士 (MD)、哲学博士 (PHD) 等]
"私人" 咨询=医学院之外的顾问

ID	第33题 医学院校如何提高学生对学生物质滥用情况保密的信心？	AWP 私人咨询	ARA 私人咨询	AWP 教师责任	ARA 教师责任	AWP 权衡利弊	ARA 权衡利弊
45as499	私人咨询，教师承担后果	1	1	1	0	0	0
rtuy567	我们应知道教师将被问责	0	0	0	1	0	0
58daed5	没有什么可以做的	0	0	0	0	0	0
jk678g7	我的病历应该上锁，这样除了我的顾问，其他教师都看不到	0	0	0	0	1	1
8hyj6ik	我要我自己的顾问，而不是学校的	1	1	1	0	0	0

定量分析

统计检验	分类	指标	数据类型	假设	说明
t 检验	参数检验	比较两个独立组之间的平均值	定比变量、定距变量或定序变量 *	标准误服从正态分布 满足组间独立性	不能与两个以上的变量一起使用 不能与混杂因素一起使用 建议用于没有量纲的指标，如年龄、体重、经历的次数
Mann-Whitney U 检验	非参数检验	比较两个独立组之间的中位数	不满足参数检验假设的定距变量或比例	满足组间独立性	推荐用于李克特类型题项的组间比较
配对 t 检验	参数检验	比较两个相关组的平均值（例如重复测量）	定比变量、定距变量或定序变量 *	标准误服从正态分布 同一组被测量两次	不能与两个以上的变量一起使用 不能与混杂变量一起使用 建议用于非心理测量量表中的指标，如年龄或体重
Wilcoxon 符号秩和检验	非参数检验	比较两个相关群体之间的中位数	不满足参数检验假设的定距变量或比例	同一组测量两次	推荐用于李克特类型题项的组间比较
Pearson 相关系数（r_p）	参数检验	确定两个变量是否相关	定距变量 **	标准误服从正态分布	推荐用于非李克特型题项的定距数据之间的关系 R^2 代表两个变量之间的关系所解释的方差

（续表）

统计检验	分类	指标	数据类型	假设	说明
Spearman 相关系数	非参数检验	确定两个变量是否相关	定序变量和比率 不符合参数检验假设的定距变量	没有	推荐用于李克特类型题项之间的相关性，以及李克特类型题项与比率或定距数据（例如，李克特类型题项与年龄）之间的相关性
卡方检验	非参数检验	两个变量间的分布或单一变量的观察分布与预期分布的比较	分类变量或定序变量	无（不需要是 2×2 表）	建议用于比较李克特类型的题项，特别是在按照另一变量分层的情况下（例如，男性对某一题项的应答和女性对某一题项的应答）

注：ANOVA：方差分析；SEM：标准误
* 对定序数据使用参数检验是有争议的，但也经常被使用。建议咨询统计学家
** 点二列相关例外

标准差：量度一组数值整体变异程度的指标。

表面效度：一个口语化的术语，可以指内容效度，但通常指不足以作为效度论据的表面特征。

并行数据：有关如何收集调查数据的信息。提供广泛的并行数据提供了更充分的背景，使读者更容易理解调查结果。

测量指标—比率：与定距数据具有相同的属性（次序和相邻值之间的差异是一样的），但是包括了真正的零点（例如重量）。

测量指标—定距变量：数值在次序和相邻值（例如温度）之间的差异是一样的。

测量指标—定序变量：数值具有隐含顺序，但相邻数值之间的差异是不确定的或没有意义的（例如，学术排名）。

测量指标—分类变量：数值没有任何实际意义，数值只是作为名称或标签（例如性别）起作用。

抽样框：可以从中抽取样本的潜在受访者的范围，这可能与少数人群中的人口数相同，例如一所医学院的单个班级。

出声思维法：认知访谈的一种方法，当回答者选择一个特定的答案时，明确地把他们得出答案的想法说出来。

调查方法：通过个人对问题的回答，从样本中收集信息。

调查：任何包含预先指定的问题（或题项）、旨在抽样和收集某一群体某些方面统计信息的工具。

二分类选项：在任何情况下都只有两种答案的选项（例如，活着或死去）。

概化推断：四个效度推断框架中的一种推断，叙述的综合得分反映了整个拟测试领域的表现。

构念（construct）：通常使用调查量表操作化定义的抽象理念、主题或对象。

观测值：一项待评价的事件，如一个调查或测试项目，在评估中的表现或考试总分。

滚雪球抽样：请参与研究的调查对象提供其他可能愿意参与研究的人的抽样模式。在招募困难的时候，这种方式是很有帮助的。

结构效度：经典效度框架中的效度来源，测量了基于潜在的心理概念下，应答与预期差异的程度。

解释/使用论证：对预期的推断思路和支持有效论证所需的证据进行预先规划；解释/使用论证是建议，而效度论证是对实际证据的综合。

近因效应：调查差异的一种来源，因为受访者在口头调查中更有可能选择最后提供的回答选项，如电话调查。

李克特型选项：提供分级选项或评级，但不是一致的回答选项（例如，你对您的专业匹配度有多担心？不担心，有点担心，非常担心）。

李克特选项：提供了同意某一说法的分级回答选项（例如，你在多大程度上同意或不同意"我担心自己专业匹配问题"的说法？非常同意，有点同意，有点不同意，非常不同意）。

满意型决策：受访者在完成调查时为了节省脑力而采取捷径的程度。

名义回答选项：没有等级顺序的回答选项，即任何的编码数字都没有实际的数字意义（例如，原国籍）。

内容效度：经典效度框架中的效度来源，该框架设法测量了问题样本与被测量领域的相关性和代表性的程度。

平均值：计算公式是数值之和除以数值的个数。

评分推断：四个效度推断框架中的一种推断，即观察到的分数或书面叙述充分记录了人们行为表现的关键方面。

取值检查：一种数据错误检查的方式，目的是识别有效或取值范围之外的回答，如人口统计学的回答。

认知反应过程模型：是一种描述与回答调查题项相关的基本认知过程的模型，即：①理解题项；②信息检索；③基于信息形成判断（或估计）；④提交回答。

认知访谈：测试受访者反应过程模式的方法，目的是识别特定过程中的潜在错误来源。

首因效应：调查差异的一种来源，当选项在问卷中垂直排列时，受访者更可能选择列表中最开始的选项，而不是后面的选项。

题项：调查中的单个观测项（即问题）

题项无应答：参与者不回答某个题项，例如对某个问题选择"无意见"或完全跳过该问题（题项），但是回答了其他问题。

外推推断：四个效度推断框架中的一种推断，即在测试环境中获得的总分或叙述性数据的整体反映了现实生活中的某种有意义的表现。

未应答者：潜在的参与者没有对调查提供任何应答。

问卷调查：一种自填式的调查。

无应答偏倚：应答者和未应答者之间至少有一个特征具有统计学意义上的差异而导致的偏倚。

校标效度：经典效度框架中的效度来源，它测量了调查回答和一些（通常是假设的）"真实情况"（即效标）之间的相关性。

效度论证：对适用于调查结果的效度证据进行有条理的、易于理解的、诚实的、完整的综合论证。

效度推断：如同四个效度推断框架中的推断，在调查过程中可能出现错误的关键阶段，即评分、概括、外推和影响。

效度验证：计划、收集和解释效度证据的过程。

效度："证据和理论在多大程度上解释了拟研究的概念（分数）"，作为一种基于证据的论证，用于支持（或驳斥）调查结果与调查预期考察内容的相关性。

效度证据：为解释提出的概念及其应用的效度而提供的实证数据和概念论证。

信度：研究结果的可重复性。

言语试探—回顾性的：是一种言语试探技术（用于认知访谈），指访谈者在调查结束时或在预先指定的部分结束时，询问受访者得出答案的过程。

言语试探—同时进行：是一种言语试探技术（用于认知访谈），指访谈者在回答每个题项时，询问受访者得出答案的过程。

要素（信度或外推性）：与调查工具或其管理相关的一组条件，其中在复制过程中分数可能会出现变化，例如受访者、问卷题项、站点、评分者、工具表格或实施日期。

一致性检验：检查数据错误的一种类型，目的是确定数据的不一致性，而不是了解简单的效度范围；它能够检查出代表着数据无效的系统性错误。

因子分析：用于调查（特别是确认）量表中的题项与拟测量的构念之间关系的统计检验。

应答率：实际应答的潜在受访者的比例。美国民意研究协会对应答率有具体的定义和详细的公式。

影响/决策推断：四个效度推断框架中的一种推断，即测量的表现构成了有意义的决策和行动的合理基础。

有目的的抽样：一种抽样模式。在这种模式中，潜在受访者因其有特殊特征（例如年龄、所担任的职位或专业知识）而被特别邀请参与；它提供了具有代表性但不能外推的样本。

证据—后果：效度证据的五个来源框架之一，考察调查对目标受众的影响（有益或有害）。

证据—回答过程：效度证据的五个来源框架之一，评价概念与受访者实际的细节表现之间的契合程度。简而言之，就是评价受访者实际上是如何理解和回答问题的。

证据—内部结构：效度证据的五个来源框架之一，评估调查题项之间的关系，以及这些内容与拟测量内容的相关性。

证据—内容：效度证据的五个来源框架之一，评估测量内容和研究拟测量的概念之间的关系。

证据—与其他变量的关系：效度证据的五个来源框架之一，评估所测量内容之间的关系在多大程度上与它们的基本构念一致。

中位数：一种衡量集中趋势的指标，将所有值排序后得到的中间数。

众数：最有可能被抽取到的值，即频率最高的数值。

主成分分析：用于确定是否可以在不大幅度牺牲测量质量的情况下，通过删除不太相关的题项来缩短测量工具长度的统计检验方法。

最优化：受访者处于深思熟虑的环境中，并且正在经历所有四个认知过程（理解、检索、判断／估计和回答）。

中英文专业词汇对照表

B

比率变量（ratio variables）

表面效度（face validity）

并行数据条目对照表（paradata checklist）

不可观察的构念（nonobservable constructs）

不适用回答选项［not applicable（NA）response options］

C

抽样框（sampling frames）

出声思维法（think-aloud approach）

错误检查（error checking）

D

电子邮件调查（electronic mail surveys）

调查报告指南（survey reporting guidelines）

调查设计条目对照表（survey design checklist）

定距变量（interval variables）

定性分析（qualitative analysis）

定序变量（ordinal variables）

E

二分类选项（dichotomous response options）

F

发放方式选择（delivery method selection）

非实质性回答选项（nonsubstantive response options）

分类数据报告（categorical data report）

封闭式回答选项（closed-ended response options）

G

根据构念特别设置的回答选项（construct-specific response options）

归纳推理（generalization inference）

滚雪球抽样法（snowball sampling method）

H

后果证据（consequences evidence）

J

回答选项（response options）

回顾性调查（retrospective probing）

J

基于网络的调查（web-based surveys）

激励（incentives）

建立证据（establish evidence）

结构效度（construct validity）

解释／使用论证（interpretation-use argument，IUA）

近因效应（recency effects）

经典效度检验（classical validation）

K

Kane 框架（Kane's framework）

框架（framework）

L

李克特类型选项（Likert-type response options）

利益相关者（stakeholders）

连续性数据报告（continuous data report）

伦理许可（ethics permission）

M

美国国家教育测量委员会（National Council on Measurement in Education）

美国教育研究协会（American Educational Research Association，AERA）

美国民意研究协会（American Association for Public Opinion Research，AAPOR）

美国心理学会（American Psychological Association，APA）

描述性统计（descriptive statistics）

名义变量（nominal variables）

名义回答选项（nominal response options）

N

内部结构证据（internal structure evidence）

内容效度（content validity）

内容证据（content evidence）

P

排名（ranking）

评分推断（scoring inference）

评分者间信度（inter-rater reliability）

Q

取值检查（range checking）

R

Rasch 模型（Rasch modeling）

认知反应过程模型（cognitive response process model）

认知访谈（cognitive interviews）

S

扫描纸质调查（scan paper surveys）

数据饱和度（data saturation）

数据分析（data analysis）

四个推断（Kane's）框架［four inferences（Kane's）framework］

T

题项分析（items analysis）

同时调查（concurrent probing）

同意/不同意的选项（agree/disagree response options）

统计检验（statistical tests）

推断数据（inferential data）

推断统计（inferential statistics）

W

外推推断（extrapolation inference）

未记录的构念（nonrecorded constructs）

文献数据库（bibliographical database）

问卷发放辅助性方法（adjunct delivery methods）

无意见回答选项［no opinion（NO）response options］

无应答偏倚（nonresponse bias）

五个来源（Messick's）框架［five sources（Messick's）framework］

X

效标效度（criterion validity）

效度（validation）

效度证据（validity evidence）

效应量（effect size）

心理测量工具（psychometric instrument）

信度（reliability）

信息收集（information gathering）

叙述性回答（narrative response）

Y

一致性检验（contingency checking）

医学教育（health professions education，HPE）

因子分析（factor analysis）

应答率（response rate）

影响/决策推断（implications/decision inference）

邮寄调查（postal surveys）

有目的抽样方法（purposive sampling method）

有问题的研究实践（questionable research practices，QRPs）

预先计划（up-front planning）

Z

在线调查（online surveys）

证据收集（evidence collection）

纸质调查（paper surveys）

置信区间（confidence intervals）

中立回答选项（neutral response option）

专家评议（expert reviews）